医声相伴
照见生命起落

崔 松 著

上海科学技术出版社

图书在版编目（CIP）数据

医声相伴：照见生命起落 / 崔松著. —— 上海：上海科学技术出版社，2022.9（2023.10 重印）
ISBN 978-7-5478-5746-5

Ⅰ. ①医… Ⅱ. ①崔… Ⅲ. ①病案－分析 Ⅳ. ①R4

中国版本图书馆CIP数据核字（2022）第129772号

医声相伴：照见生命起落
崔　松　著

上海世纪出版（集团）有限公司
上海科学技术出版社　出版、发行
（上海市闵行区号景路159弄A座9F-10F）
邮政编码 201101　　www.sstp.cn
浙江新华印刷技术有限公司印刷
开本 889×1194　1/32　印张 4.5
字数 80 千字
2022 年 9 月第 1 版　2023 年 10 月第 2 次印刷
ISBN 978-7-5478-5746-5/R·2521
定价：58.00 元

本书如有缺页、错装或坏损等严重质量问题，请向工厂联系调换

推荐序

心底有道光,照亮医学与生命

照见生命的起落,通过医学的视角,讲述生命的故事。

我与崔松相识有十五六年了。在复旦大学附属中山医院七十周年庆典之际,我们想邀请个兄弟医院的医生作为主持。那时主持过《走向健康》《健康热线》等栏目的崔松医生很有名气。经此邀请,一来二去,我们便也熟悉了不少。后来"中国好医生,中国好护士"现场交流活动走进中山医院,崔松医生作为健康扶贫团队的代表参加,也担任了活动的主持。我看到了这名坚持当好健康"摆渡人"的心血管科医生已经是知名医学教授,还多年坚持做好医学科普,把健康知识用通俗易懂的语言说给百姓听,用行动回应社会需求,用实践担起医者使命。

2019年6月,国务院启动了"健康中国"行动计划,部署了15个专项行动,其中第一项就是健康知识普及行动。医学技术飞速发展,迫切需要专业的医务人员投入科普阵营,以科学、易懂的方式向大众科普医疗新技术、新理念、新方法。

优秀的医生不能只低头看病，这句话放在医学科普也是适用的。相比得病后患者的主动求医问诊，掌握健康知识、积极管理健康，已经变得更加重要。对个人而言，医学科普是一张治未病的"长效药方"；对大众来说，健康教育是疾病预防控制的"社会疫苗"。大医精诚，佑护生命，很高兴看到崔松不断丰富科普的内容和形式，深入浅出地传递医学知识，持之以恒地推进人民健康建设。

我认为，医学科普有三个层次，首先要提高患者的依从性，让治疗更有效；其次要讲大众能听得懂的医学，把预防做在前面，让疾病从少发生到不发生；最后是要反思我们和生命的关系，感悟生命。《医声相伴：照见生命起落》更像是一本叙事医学作品，静静地倾听患者们的故事，感受他们的遭遇，理解他们的痛苦，尊重他们的选择。

一个个真实故事的背后，崔松在理解科普、践行科普，也在探寻自我觉察、医者初心和生命意义。早在2005年，已经晋升为副主任医师的崔松，参与了心理咨询师的培训，去精神卫生中心进修，这为他提供了不同的医学视角，看待疾病、家庭和社会也更多维。这恰好回应了目前生物医学模式向全人医学模式转变的趋势，医学更关注于患者的身体、心理、社会问题，致力于提升健康水平、提高生命质量。

利用技术和知识，把疑难的、复杂的、生命垂危的患者治好了，对医生来讲，是最大的幸福和成就感。从崔松的书中我们也能看到，一切以患者为中心，是医生的本职和初心。"偶尔治愈、常常帮助、总是安慰"是医学的常态，所以医者更要秉持初心、雕琢医技，以医治患者为使命。通过这本书，我们能看到诊治疾病的故事，看到医患的携手，看到真情的可贵。这背后，是一个眼中有爱、心中有光，在努力照亮医学与生命的精诚大医。

中国科学院院士
复旦大学附属中山医院院长
2022 年 8 月

前 言

病人是最好的老师。

作为一位行医近三十年的医生,作为一位医学院的老师,我认为讲解临床实践案例是教授医学知识最好的方式。书中内容都是我在行医过程中印象非常深刻的案例。我在给学生上课的时候,从诊断学讲到内科学,从西医讲到中医,从身体疾病讲到家庭社会,从治疗方法讲到生命意义。

当学生们在听的时候,看到的不仅仅是疾病跌宕起伏的治疗过程,他们也关注到了中西医的良好结合,感受到了病人的辛酸疾苦,理解了疾病背后的社会意义。医生不仅仅要诊断治疗,也要理解和共情。不管是经验丰富还是初入临床的医生,对生命的悲悯之心是共通的,这才有了医学前进的动力。因此,当我的朋友们听到这些故事时,都建议把这些兼具医学与人文的案例记录下来。

于是,我就在公众号"医声相伴崔松说"里连载,推出几期医学故事后,没想到效果颇好。不仅有医学同仁看到后和我讨论病例,许多病人看了对医生也多了尊重和理解,甚至还有读者催更。这样的故事我前前后后写了四十多个。上海科学技术出版社的编辑王佳琳老师看到后很感兴趣，询问我是否愿意整理成书稿。

我说："这不同于科普，都是些病例故事，你看中了什么？"

"崔老师，你以前写的文章我也看了很多，都是科普的，用通俗易懂的文字来告诉大家，这个疾病是怎么回事，应该怎么预防，怎么治疗。可你现在的文章通过一个个故事，让我感受到一位医者对生命的敬畏、悲悯，想竭尽所能让生命延续，也看到了病人在和疾病做斗争的时候是什么样的心态，特别是在对待生死这个问题上，时而让大家觉得沉重，时而又觉得是那么顺其自然。"王老师如是说。

被肯定与接纳，我的心中还是非常欣慰的。这些故事里有我的思考，有作为医生的思考，也有作为家属的思考，更有作为一名患者的思考。医学存在的目的和意义是什么？疾病何以为疾病？医生看的到底是病还是病人？生命的意义与价值是什么？

我深知医学教育是一个任重而道远的过程，当初写这些故事，就是希望通过自身经历，让医学生们能记住一点医学知识，把握一点医学脉络，学习一点临床思维。慢慢整理后才发现，这些故事更是写给我自己的。看病不仅是个人行为，更是家庭、社会背景下的选择。在处理这些病患的过程中，我记录了内心的真实想法，有收获也有遗憾，写出来是给自己的一个交代，也是给那些逝去的或者康复的患者一个交代。

感谢中国科学院院士、复旦大学附属中山医院院长樊嘉教授为本书作序。感谢上海中医药大学校长、上海市医学会会长徐建光教授，好朋友胡歌和作家六六的倾情作文推荐。感谢上海科学技术出版社能够让一个普通医生的心得点滴汇集成册。感谢我的学生刘暠月、杨莹、陈茉芬、李欣等为这本书的出版做的前期整理工作。希望读者们看了这些文字后，更能理解医生在处理病患的时候是什么样的初心，可以更好地和医生配合、并肩作战，去给生命一个交代。

崔　松
2022 年 8 月

目录

惊 喜
——祸兮福所倚，福兮祸所伏 / 001

能 力
——尽己所能或许改变终身 / 005

搏 命
——能治病的方法就是好方法 / 009

病 人
——那些挑着生命重担的人 / 015

轻 重
——40 头猪和 1 个人 / 019

遗 憾
——如果当初能做些什么 / 024

人 父
——为自己，为孩子 / 029

捐 献
——努力地生且无憾地死 / 036

家 庭
——解铃还须系铃人 / 040

依 从
——活得久还是过得欢 / 051

尊 严
——这样的选择是一种奢求 / 055

陪 伴
——1 个人的 25 年 / 061

搭 档
——三人行，必有我师 / 068

沟 通
——久病必成医吗 / 073

焦 虑
——器质会生病，情志亦会 / 078

酒 瘾
——对物质的过分依赖会损害健康 / 083

共 情
——倾听和暗示的力量 / 089

育 才
——他们眼里的光芒 / 094

解 谜
——诊断疾病就如抽丝剥茧 / 100

记 忆
——别让生而带来的能力退化 / 105

故 事
——那年、那地、那些人 / 111

发 展
——明明白白地生死 / 120

母 亲
——给她安心的晚年 / 126

惊 喜
——祸兮福所倚，福兮祸所伏

大年初一，我收到一条短信："大年初一田××给您拜年啦！祝您和家人新年快乐！身体健康！心想事成！牛气冲天！开心每一天哦！"田女士是我认识多年的老朋友了，现在已经退休数年，认识她的时候还没有微信，每到过年，她总会发条祝福短信给我。

我和他们田家的渊源还得从她爸爸说起。

记得有一次收了个新病人，学生给病人做了血气分析后来找我："崔老师，您赶紧去看一下，这人血气氧分压只有30毫米汞柱……"

这么低的氧分压，呼吸衰竭肯定很厉害。我赶紧跑过去一看，一个黑黑瘦瘦的老头儿坐在床上对着我笑："崔医生，我又来啦！"我一看，心里稍微放心一点，原来是老田呀。

老田是我们医院财务科的退休职工，一直患有老慢支（慢性支气管炎），后来发展到慢性阻塞性肺疾病（COPD）。他退休的时候，由于计划经济分配工作，他的女儿田女士"顶替"他的岗位进了医院，所以田女士也是我的同事。虽然是同事，但那时候我还是个小大夫,相互并不认识。

我实习的时候认识了一位进修医生,我叫他师兄。师兄毕业后在其他医院工作了一段时间,然后到我们医院进修,正好我实习轮转到同一个科室。那几个月我跟他在一组,跟他学了很多,我们之间无话不谈。

老田恰巧和师兄住在同一个小区。师兄进修完就去了一家地段医院,老田平时在他那儿看病,没事儿两家还串个门,关系相当好。有一次老田遇到病情紧急发作,师兄跟他说:"你去找崔医生啊,我信得过他。"

于是,老田就住在我管的床位上。

经过我和师兄的治疗,老田的病情还算稳定,平时的氧分压也不会低到 30 毫米汞柱这么吓人。所以我一看到是他,心里笃定了不少,老田的缺氧耐受度特别好,氧分压低到 30 毫米汞柱还能坐在床上跟我说笑。

但这次老田来的时候除了低氧、喘促以外,还出现了水肿,明显已经从单纯的肺病变成了肺源性心脏病*。老田的血红蛋白特别高,血液太黏稠了,脸看上去黑黑的。

老田的症状很严重。因为长期缺氧,他的血红蛋白最高到过 19 克,而黏稠的血液又加重了缺氧和血栓的风险。老田的

---

* 肺部的疾病会引起肺动脉高压,进一步导致右心的负担加重,继而出现全身水肿,加重缺氧。缺氧会导致呼吸性酸中毒伴代谢性碱中毒,水肿可用利尿剂缓解,但一不当心可能会造成电解质紊乱,而低钾又会加重碱中毒,进而影响酸碱平衡。

氧分压为30毫米汞柱，但是二氧化碳分压达到80毫米汞柱。我跟他女儿说："老田现在可能需要机械通气了，也就是用呼吸机治疗。"

然而，老田的神志清楚，耐缺氧。他坚决不同意，别说是做气管切开了，就是戴一个面罩加上无创呼吸机都不接受。我只能跟他女儿说："老田这次情况很糟糕，这样下去说不定会出现更多的并发症，不光是喘、肿，还有可能导致应激性溃疡，出现出血……"

说到出血的时候，我脑子里突然灵光一闪，当时一愣，田女士问我："崔医生，你在想什么？"我说："没有什么，我只是说他可能会出血，不过出血以后他的情况还挺难说的。"她有点疑惑地看着我，但也没有追问。

果然不出我所料，过了几天，老田出血了，出现了柏油样的大便。出血还挺厉害，血红蛋白从19克跌到12克。但是老田的病情出现了很大的转机，他的喘好点了，氧分压也好点了，肿也消了，人一下子又精神了。

"你那天是不是这个意思？是不是想说他出血可能还是好事？"田女士来找我。

"我当时是有这个想法，缺氧会引起血红蛋白增高，但是血红蛋白增高引起血液黏稠度增高又会加重缺氧。如果在身体状态还可以的情况下出现出血的现象，让多余的红细胞排出去了，改善了血液循环，可能整个情况有所转机。但是出血又是并发症，真不好说他最后的转归是转好还是转坏。"我解释道。

"我听不懂这么多,不过我爸确实好了,真的还得谢谢你。"田女士向我道谢。

老子说:"祸兮福所倚,福兮祸所伏。"有时候出现一件很坏的事情,但是可能坏事变好事,而有时看着患者突然好起来,然后一不留神病情又可能急转直下……

这次出血以后过了三年,老田又住进来了,这次他没有住在我管的床位上,但我还是去看望老田,他的情况比三年前更糟糕。

我对田女士说:"看样子又要出血了……"

田女士问我:"那是不是马上就会好了?"

我摇了摇头:"这次情况有点不妙,他整体的情况已经衰弱了。这次出血以后可能会有一些好转,但是整个状态下降,他会撑不住的。"

结果几天以后,老田真的又出现了应激性溃疡、出血,病情曾一度好转,但又急转直下,去世了。"崔医生,真的像你所说的,我爸他好了两天又不行了……"田女士告诉我。

其实,每个人都有正气、邪气。当人的正气充盛、邪气也盛的时候,牺牲一部分正气来削弱一下邪气,病情就可以得到好转。但如果在正气已经很弱的时候,再出现类似的情况就不妙了。医生们往往追求本源,去探究病情为什么好,为什么坏。**其实我们并不是特别喜欢惊喜或者奇迹,只是希望能够在探究本源的基础上,看着生命绽放或者陨落。**

能　力
——尽己所能或许改变终身

如果要问我在这二十几年的行医生涯中印象最深的事，我肯定会想起2007年那个进行心脏移植的17岁男孩龙龙。

记得那时，他妈妈带着他来就诊是因为他上体育课的时候一跑步就喘，当时站在我面前的是一个身高180厘米、白白胖胖的小伙子。我想，这小伙子平时也不锻炼，这么胖，上体育课能不喘吗？

结果一查出乎我的意料，龙龙不是因为胖，而是得了一种心脏病——扩张型心肌病*。他当时的心脏已经扩大了，收缩功能下降，因此他的喘是心衰的表现，只不过因为年纪比较轻，代偿功能还比较好，当时用一些药物处理了一下，效果就很好。

龙龙开开心心地跟他妈妈回去了，平时也按时来配药，可是一年以后，他被救护车送来。我在监护室看到他端坐呼吸、大汗淋漓，这是心衰急性发作的表现。

---

* 扩张型心肌病带有遗传性质，也可能是病毒性感染所致，但是如果是遗传性的问题，患者年纪越轻，疾病的进展就越快，预后也越差。

后来了解到，原来在龙龙3岁的时候他父母就离婚了，他的母亲在街道有一份不是很稳定的工作，收入比较低。龙龙很懂事，平时他管着钱，每天拿出一部分给他妈妈买菜。他发现自己吃的药挺贵的，所以当他觉得自己身体好点了，就开始一点点地减量，结果一场感冒就让他心衰急性发作。

在监护室里，我们赶紧用强心、利尿、扩血管这些传统的方法，先把他的急性心衰控制下来。可是这次他的病情太重了，而且他还有一阵一阵的室性心动过速（简称室速），这是一种恶性心律失常，在衰竭的心脏上非常容易蜕变为心室颤动（简称室颤），引起猝死。

果不其然，突然坐着的龙龙一下子倒在了床上，两眼上翻、四肢抽搐，监护仪上提示室速蜕变成室颤，心脏骤停……还好在医院里，我们马上对他进行心肺复苏。胸外按压按了几下后，除颤仪就到手边了，解开衣服立马进行电除颤，"啪——""啪——"……几次除颤后，抢救成功了。

人是救回来了，可是看着监护器上那一阵一阵的室速，看着这个喘促不能平卧的小伙子，看着他那心脏扩大、心脏射血分数（EF值）只有十几的心脏超声报告，我心想：看来他这个心脏没用了。

龙龙从开始发病，有症状出现，再到终末期的心衰，仅仅过了一年时间。现在唯一的治疗方案是心脏移植。可是，对于一个平时收入低、省吃俭用的家庭来说，哪来的钱去做移植手术呢？面对那个掩面而泣的母亲，我也感到很无力。

当时,我在上海教育电视台主持一档医学科普类节目《健康热线》,我把这个事跟编导说了一下。他给了我一个建议:"崔老师你不妨试一下,通过募捐来解决他的问题。"

我问:"募捐要通过什么渠道?"

"我认识报社编辑老丁,他以前因为一场车祸差点丢了性命,现在他负责报纸的慈善专栏。你不妨就在他那个慈善专栏上写一下龙龙的故事,相信一定有人愿意帮他。"编导告诉我。

我马上托编导联系到了老丁,老丁非常地热情,答应我说:"好,明天我就派记者来采访。"

记者来了以后,采访了我们科的蒋主任和龙龙的妈妈,几天后,一篇感人的故事就在报纸上刊登了,反响非常好,很多人都捐款了。有一位爱心人士直接捐了二三十万元,一下子解决了手术的费用问题。

报道还引起了上海电视台的注意,《闪亮星感动》栏目组也找到了龙龙的妈妈,把他的故事拍成一个短片在电视台播放,又筹到十几万元。

经费解决了,接着要找一个好的医院来帮他进行心脏移植。我找了我的老师葛均波教授,请他代为联系复旦大学附属中山医院的心外科主任王春生教授。王春生教授是上海市做心脏移植手术的顶尖人物。

王教授听完了我的诉求直接说:"病人可以转过来了。"就这样,龙龙顺利地进行了心脏移植。

移植以后的日子里,每逢过年,他都会用小灵通发祝福短信给我，一发就是好几年。如今，这件事已经过去了十几年，小灵通也早已停用了，后面几年，我再也没有收到过他的短信。再后来，我们彻底失去了联系。但是，我一直记得那个白白胖胖、高高大大的龙龙，他是我在行医生涯中通过自己的努力帮助到的患者之一。**我的努力虽然花了大力气，但改变了患者的一生，也让我留下一段非常特别的记忆。**

搏 命
——能治病的方法就是好方法

说到中西医结合，很多人觉得就是用中药加上西药同时治疗，那么如果可以单纯地用中药或者西药，为什么要加在一起呢？加在一起就真的好吗？其实，真正的中西医结合治疗是在疾病的不同过程中，用中医疗法或西医疗法，哪一个更有偏长，就由哪一种方法为主进行治疗。我经历过一次非常成功的中西医结合抢救。

2000年，我去复旦大学附属中山医院进修心导管技术，学了心脏的介入操作和起搏器的植入操作*，进修回来后在科室内开展支架植入术。有一天轮到我值班，急诊叫会诊，我去一看，是一位老年男性患者胸痛持续1个小时送入院，心电图提示急性广泛前壁心梗。我马上告知家属，病人需要马上开通血管，那个时候还没有什么"绿色通道"。我对病人家属解释了开通血管的必要性，病人家属听完以后马上签字，直接办入院，将病人送入导管室。这时候，我们的手术团队都已经到位，

---

* 心脏介入技术，即人们俗称的装支架和装起搏器。

科主任蒋老师也来了,她是国医泰斗张伯臾先生的高足,碰到大抢救她总是事必躬亲。

我护送病人从急诊到导管室,病人一路呼痛,豆大的汗珠从他的额头上流下来。当我们完成术前准备时,病人的声音已经越来越小,张口无力地喘着气,脸色煞白,一量血压已经不到90/60毫米汞柱了。

"不好,病人心源性休克了!"

现在遇到这样的情况可能插一个主动脉内球囊反搏(IABP)就能够解决,但那时候没有啊!怎么办?血压"托不住",手术怎么进行?我们一边用多巴胺升压,一边熟练地穿刺、进导管,造影显示左前降支近端100%阻塞,因此才会有大面积的心肌遭到打击,心脏的功能即刻衰竭,出现了心源性休克。可是病人再也撑不住了,手术没有办法继续进行。这时候,蒋老师进来了,手里拿着一个小杯子。

"蒋老师,这是什么?"我问。

"我看到他这个样子,跟家属商量了一下,弄了两克野生人参粉,稍微加了一点水,在微波炉里加热一下,赶紧给他灌下去。"蒋老师说。

人参?虽然说书上记载有"独参汤"一说,但对这种情况下的病人有用吗?但再看病人的状况,大汗淋漓、目开口张、气喘吁吁,这不是亡阳厥脱的症状吗?那急救回逆正是独参汤的要义所在!我们赶紧把那一小点儿参汤灌到患者口中,20分钟以后,患者身上的汗奇迹般地收住了,脸色稍微红润了一点,再加上大剂量的多巴胺,血压总算"托住"了!

我们抓紧时间植入支架,看到血流通过狭窄处流向远端,我们舒了一口气。不过血流很慢,仿佛预示着疾病没那么简单。

到了第二天,病人的气急又加重了,他不停地喘气,端坐呼吸,血压仍旧很低,而且出现了一个非常要命的症状——从昨天晚上到现在一直没有小便。呋塞米(速尿)用了很多,做了急诊肾功能检查提示急性肾衰竭,我们把速尿的剂量用到了1克,依旧排不出来小便,看来药物是没有用了,会不会是其他原因呢?心包填塞?容量不足?

我赶紧给病人做了颈内静脉穿刺,中心静脉压超过了20厘米水柱,心脏超声提示没心包积液。我跟蒋主任商量,这个病人是急性心衰加上肾衰,结局大大地不妙,而且药物已经用足了,一点小便都没有,这可怎么办?

这时我突然想起来,我在住院医师培养的时候在医学会上过的课,有一种连续性肾脏替代治疗(CRRT),即在病人床旁用超滤的机器,我们能不能用它来解决病人无尿的问题呢?既然小便不能从肾脏滤过排出体外,那就通过机器把在血液中多余的水分滤出来,减轻心脏的负担。可那时候我们医院还没有CRRT机器,事情又陷入了两难。

蒋主任马上上报医务科,请附近的瑞金医院肾内科急会诊。我那段时间正在上海教育电视台做《健康热线》节目,每两周的周末会在电视台访谈医学界的行业大咖,其中就包括很多肾病科主任。我给中山医院的丁小强主任打电话:"丁主任,我这边有一个急性心衰加肾衰的病人,用药已经没有效果了,能不能借我一台 CRRT,把它超滤出来?"现在想想,当时我这个想法不太现实,CRRT 不是一台简单的机器,它的操作方法很复杂,包括管路怎么接等,需要专职肾科的护士才能够完成操作。

丁主任愣了一下,说先派个医生来看一下。没过多久,瑞金医院和中山医院的会诊医生都到了,我把他们请到了一起。"这个病人急性心梗,经过中西医结合的抢救,渡过了第一关,血管开通了,但是现在病人心脏衰竭并且无尿,出现了肾衰,用药没有办法解决,所以请二位来看看能不能通过机器把小便弄出来?"

"有心包填塞吗?血容量多少?中心静脉压多少?"我对这些疑问一一作了回答。他们对视一眼,对我说:"崔医生的判断是对的,看来这个人只能用机器了,但是 CRRT 不太可能运过来,看看能不能通过血透来解决。"

我说:"血透不是超滤量比较大吗?这个病人的血液一旦快速地流进血透的机器,还没等滤过的血液回来,他的血压已经降了。"

"那是不是请你们肾病科的医生一起来?我们设定一个方案,用最慢的超滤速度。"两位会诊医生建议。

很快,肾病科的邹主任来了,他听了以后就说:"你们定方案,我配合!"

但是这个方案的风险很大,最后我们所有的医生请病人家属来谈,把病情解释完以后,家属说:"昨天我就觉得我父亲已经过不去了,今天有这样的机会,又有这么多专家,我愿意搏一下。"

获得家属的支持后,马上就干!这时候两位医生为谁来进行股静脉穿刺置管互相推让起来,我说:"时间不够啦!你们不想穿我来穿,我们做介入的也会穿。"大家相视一笑。

置管成功后,我们推着床带着升压药多巴胺,把病人运往一楼的血透室。可床到了门口出了问题,监护室的床比一般的床宽了一点,血透室的门通不过。我看了一下那个门的铰链,就是一根大铁钉从上到下穿过来的,我赶紧找了一把榔头和一把螺丝刀从底下往上敲,"噔噔噔",不一会儿就把钉子拔出来,门被卸了下来,床就可以通过了。

然而,床推到一半的时候,插在床边的输液架被门框绊住了,在我们的用力之下,输液架被拉弯,然后突然像抛钓鱼竿那样,把输液架上的多巴胺抛了出去。"啪!"输液瓶掉在地上摔得粉碎。我正在为自己刚才推床太用力而懊恼的时候,护士长眼疾手快从抢救车里拿出了十支多巴胺,马上充好一瓶补液挂上去给病人续上,还好病人的血压并没有掉下来。

血透装机,开始超滤,我在边上静静守了3个小时,血透机器超滤出来1 000毫升的液体,病人也好受了点,我们把他送回病房。第二天用同样的方法又超滤出来1 000毫升的液体。

第三天,病人突然小便特别多,一天达到4 000毫升,这不就是从少尿期到多尿期吗？看到这样的结果，我反应过来，这个病人不完全是因为心脏衰竭后心排量不够，肾脏血流灌注不足引起的肾前性的急性肾衰，应该还有做造影的造影剂引起的药物性肾衰，所以才会好得那么快。4 000毫升的小便一出来，病人就可以睡平了。

病人出院以后一直在进行中西医结合的药物治疗，他谢谢我救了他，我笑着跟他说，其实要谢你的名字。病人问为什么要谢他的名字。我说："你姓何，叫年生，你连何年生都不知道，那肯定不知道何年'死'喽。所以阎王爷呀，不知道什么时候把你抓过去，我才有机会把你救回来！"

病 人
——那些挑着生命重担的人

上海地铁开通以后,很多人都喜欢坐地铁出行,其中最老的地铁1号线乘客众多。而1号线的一大会址·黄陂南路站离我们医院很近,因此,很多病人选择坐地铁来我们医院就诊。

但是某天,一个病人在地铁上晕倒,被人送到我们医院。

记得那是个中午,我查完了房正在写病史,突然接到急诊科急会诊的电话。我赶紧冲下去,看到一个很年轻、很瘦的小伙子躺在抢救室里,接着监护仪,一看是一个近200次/分的室性心动过速。

我说:"愣着干什么呀?赶紧电复律呀!"

当班的医生有些年轻,结结巴巴地跟我说:"老师,我们也想打,可是这个病人他醒着。"

我说:"醒了就不能打吗?血压多少?"

"血压测不出*。"

---

* 有些年轻病人就算出现了严重的心律失常,引起了血流动力学的障碍,当他们站着的时候可能会晕过去,可是一放平,他们的神志就会清醒,这样会阻碍医生的判断。

经验不丰富的医生会以为这些病人还行,但是我知道,这个病人危在旦夕,这样的心跳坚持不了多久,很有可能马上会出现室颤,陷入心脏骤停的状态。我马上让护士准备20毫克安定静脉推注,准备除颤仪。

当班护士也很年轻,她有些结巴地问我推20毫克安定,病人的呼吸会不会受到抑制。

我瞪了她一眼,说:"你推他可能活,你不推他可能死在你面前。"

护士吓得赶紧把药准备好,慢慢地推了进去。小伙子本来紧张地看着我,现在缓缓地闭上眼睛。我马上拿起除颤仪,涂好导电胶,充电200焦,"啪!"小伙子的胸脯轻轻地抬了一下。

这时,他唰一下睁开眼睛瞪着我,眼睛里似乎带着刚刚输入他体内的电,我脑子里突然闪过一个念头:"哇!原来眼睛放电是这意思啊。"其实是这个病人惊恐极了,我马上安慰他说:"没事啦,放心,你的心跳已经正常啦,放心吧。"

几句话一说,小伙子松了一口气,那双"放电"的眼睛中也渐渐不再有那么刺眼的光芒。他大概是累了,闭上眼休息,一会儿就睡着了。我说:"收监护室,要查一下病因。"

把小伙子收进监护室以后,我马上给他做了心脏超声检查,再结合病史,得知原来他是一个先天性心脏病法洛三联症*术后的病人。病人术后一直还可以,最近刚刚开始工作,可能忙了一点,在地铁上晕倒被人送到医院。

第二天一早,他妈妈来找我说他们要出院。我说:"他刚刚经历抢救,我们希望再做进一步的检查。"他妈妈说:"他爸爸很早就离开我们了,我一个人带着他长大,好不容易从学校毕业,找了一个工作,还在试用期,还没有医保。我们不想丢了这份工作,也不想让单位知道他有过这个病。我昨天跟他单位请了一天假,今天想让他回去上班。"

我马上想起不久前听说的一件事:某大医院血液科的一个博士,在毕业以后、单位报道之前突发白血病。他在学生时候的医疗保障终止了,可是还没到新的单位报到,新的保障还没有,这时候他就属于没有保障的人,所有的医疗费用就变成了自费。而由于他的病,他没有办法成为单位的员工,那他就不再享有国家的社会保障。得的病如果是大病的话,会让整个家庭陷入困境。

作为医生,碰到的事实在是太多了,有些我们能解决,有些我们确实没法解决。我只能很无力地嘱咐小伙子的妈妈:"那你过段时间一定要带他来看病啊!等他工作稳定了,一定要来查啊!"我也知道,这些话是挺"苍白"的。

---

* 法洛三联症是指肺动脉瓣狭窄,伴卵圆孔未闭或继发孔型房间隔缺损及右心室肥厚。本病由于右心室排血受阻而发生右心室肥厚、右心室流出道进行性梗阻,使右心室、右心房压力增高,心内血液发生右向左分流,病人会出现心悸、气短、易劳累、发绀等症状。

在医院可以看到很多的生和死，可以看到有些人为了一个小小的疾患大动干戈，也可以看到很多人身患重疾，却不得不继续挑着生活的重担艰难地走下去。 我觉得，老天让你成为医生，其实是给你机会帮助别人，也让你有机会去洞彻人生。

轻　重
——40头猪和1个人

当医生这么多年，深深体会到医院是一个社会的阳光面与阴暗面交织的地方。在医院可以看到形形色色的人情世故、世间冷暖。

大约是十年前，我的门诊来了一个女孩："医生，我心慌得厉害，感觉自己的心要从嗓子里跳出来一样。"我用听诊器一听，确实心跳很快。我想，大概是个窦速*吧。一看小女孩清清秀秀的，也不胖，我脑子里闪出一个想法，会不会是甲状腺功能亢进（简称甲亢）引起的？

于是，我给她开了两个检查，一个是心电图，还有一个是甲状腺功能测定的抽血化验。

过了一会儿，小女孩拿着心电图报告回来了，不出我所料，是窦速，心室率有130次/分。我本想给她开倍他乐克用

---

* 一般来说，窦性心动过速（简称窦速）不一定是心脏本身的问题，而是全身其他的脏器，或者是内分泌、神经调节的紊乱导致的，神经调节的紊乱让心脏被迫跳动得更快。当然也有心功能不全，心脏被动跳得快就增加搏出量这层关系。

于减慢心率，顺便让她去等甲状腺功能的报告。报告出来，如果是甲亢，请她去看内分泌科；如果不是，那么请她过来做进一步的检查。

但是，这个念头还没说出口，我又瞄了一眼心电图，发现了一个特别的现象，就是在V1导联的P波的负向波又深又宽，这在心电图专业术语上叫ptfV1。这代表她的左心房有扩大。

这么年轻，才23岁，左心房为什么会扩大呢？我不由得又仔细地做了一个心脏听诊，似乎有一点杂音，但是心跳太快了，我听不清楚。

"你拿了药以后立马吃一粒，吃完过半小时再到我这里来。"我嘱咐女孩，给她开了药。

女孩很听话，配了药吃下去，在诊室门口等了半个多小时再进来，心跳减慢了很多。这时候，我听到了明显的舒张期隆隆样杂音。我知道了，她的问题出在心脏上，她很有可能患上了一种现在已经比较少见的疾病。

我瞥了一眼病历卡，看到她的名字中有一个"赣"字，我问："你是江西人？"她回答："是的，小时候生活在大山里，现在在上海工作。"

我大概明白了，对她说："你这个疾病啊，很有可能是风湿热*引起的。你小时候有没有关节疼痛过？"

---

* 风湿热在城市孩子中的发病率已经很低了。一般是因为小时候上呼吸道反复的链球菌感染，又因为医疗条件差，没有及时地处理，才会留下风湿性心脏病的后遗症。

女孩回忆道："有一年有过,当时疼得都下不了床,后来自己好了,也没有什么事了,现在就是心慌。"

"那这样吧,刚才给你开的药你继续吃,然后住院去做全面的检查。"我跟她说。她说好。

等她住进病房以后,我赶紧给她约了一个心脏彩超检查。不出我所料,心超显示二尖瓣狭窄,左心房扩大,是一个典型的风湿性心脏病的心脏,而且瓣口面积已经小于 1.5 平方厘米了。因此,她会出现心跳增快,继续发展下去可能会出现致命的急性心衰、房颤、中风等。

我对她说:"这个病唯一彻底的解决方式就是做手术更换瓣膜,但是现在暂时不建议你开刀,具体的治疗方案我会找另一个专家一起商量一下。"

瓣膜分成两种:生物瓣膜和金属瓣膜。她只有 23 岁,像她这个年纪要换的都是金属瓣膜,生物瓣膜只能用 15 年左右。她还没有谈恋爱,更不要说结婚生子了。换了之后,为了防止金属瓣膜的表面出现血栓,需要服用一种抗凝血药——华法林。吃了华法林以后,怀孕、分娩就会有很大的出血风险。

我打电话给我的老朋友周达新教授:"老周啊,我这边有一个风心病人可能要交给你了,你看一下瓣膜该怎么处理。"

他对此很惊讶:"老崔,你怎么会想到我呀?二尖瓣狭窄一般都先想到去心脏外科换瓣,怎么会想起我一个心内科的?"

我说:"这个患者年纪太小了,还没结婚,换瓣以后怎么办?"

周教授明白了我的意思:"我懂了,你是想看看她能不能用二尖瓣球囊扩张的方法拖几年时间。"

我们商量了一下,她二尖瓣的钙化不严重,因此还是可以先用球囊把二尖瓣扩张一下,也就是用球囊把二尖瓣撑开,让瓣口面积有所扩大,可能达不到正常的标准,但是起码可以满足人体的各种需要。

但是,扩张的有效时间并不会很长,可能过一段时间后又会出现狭窄。在此期间,她抓紧谈恋爱、结婚、生孩子。如果以后扩张的瓣膜又回缩到狭小的状态,那个时候再做换瓣手术,术后吃药没有了分娩时的出血危险。

我很开心地跟她说了我和周教授拟定的治疗方案,她的眼睛很亮,说了一句:"谢谢崔医生。"

我笑着回她:"如果决定了,就要准备转到周教授工作的医院,赶紧给家里打个电话商量一下吧。"还打趣她,"手术以后可要抓紧结婚生孩子啊!"

她说:"好!"看得出来,她也非常开心。

第二天查房时间,我一早就去看那个女孩,问她商量得怎么样,准备什么时候过去。她看着我没说话,我问:"出什么事了?"

她沉默了一会儿说:"我跟家里商量了一下,这个手术可能暂时不做了。"

"为什么呀?"我追问。

她小声说:"我家里,嗯,家里人没有时间过来。"

我又追问了一个"为什么"。在我心中,孩子生病是天大的事,如果换成我,什么事都得撂下来直接赶过来。

她低下头说:"我爸说家里还养着40头猪,如果他来上海陪我,家里就没有人去照看这些猪了。"

我一时不知道该说什么。40头猪和自己的女儿,孰轻孰重?

一个威胁到生命的疾病,医生已经想办法用最好的方式去分步解决她的问题,还兼顾到能不能生育,给她保住做妻子、做母亲的权利,但是因为40头猪,她的生命竟会被如此忽视!

也许并不是因为没有时间?

也许是经济原因,她没有那么多钱?可她有上海的医疗保障,报销后费用不会那么高,况且家里不是还有40头猪吗?

也许如果她是个男孩,会不会更受重视?

也许是其他我们不曾想到也不能理解的原因。

我一下子想了很多,但还是感到深深的无奈,我们能做到的事还是太少了……我只能说:"那周医生那边的门诊时间、联系方式,你都记下了吧?"

她点头:"记下了。"

我说:"你先回去一次跟家里人商量一下,等他们不忙的时候再一起来。按照我们商量的方式去解决你的问题。"我当时觉得自己说这话特别苍白,但是我能做的也只有这些了……

遗 憾
——如果当初能做些什么

2021年春天，由于腿伤的原因，我回到我的故乡无锡养伤。正值樱花季节，我去美丽的鼋头渚赏樱。看到樱花的时候，我想起了那个叫小樱的病人。

故事要从2014年，我的一位同事去外院进修时说起。进修期间，她给我打了个电话："我遇到一个病人，她在2007年时因为暴发性心肌炎、心脏衰竭已经濒临死亡，当时上了人工心肺机（体外膜氧合器）活了下来，抢救回来后她逐渐发生了心力衰竭……"

那时，她已经出现非常重的喘促症状，不能平卧。在医院用了很多的方法治疗，但是效果都不好。她问我能不能把患者转到我们这儿来进行中西医结合治疗。

我的同事说："小姑娘的妈妈已经去世了，就剩她和爸爸两个人。我想帮帮她。"我说："好吧。"

我第一次看到这个叫小樱的姑娘，说实话吓了一跳。想象中应该是一个被疾病纠缠折磨得比较瘦弱的女孩，没想到是一个身高超过一米七、体重一百多千克的"大块头"。但体重越大、耗氧越多，所以她动一动就喘得不行。

我对她的情况做出评估，进一步进行心脏超声、胸部X线检查……我还希望知道她的中心静脉压，于是我决定给她做一个锁骨下静脉穿刺。这是我做的比较难的几个穿刺之一，因为她实在太胖了，记得当我穿刺成功，回过头来再看穿刺针的时候，那根针已经弯成了S形。

检查结果出来了，小樱的心脏已经扩得很大，心肌变得很薄，她的心脏射血分数只有18%。当时我跟她的父亲谈了一下，告诉他这样的心脏有个最大的问题，就是突然死亡——猝死，而我们现在没有药物可以预防，唯一的措施是装一个体内除颤仪，但除颤仪只能救一时。随着心脏衰竭的加重，会有各种恶性的心律失常发生。

她爸爸说："我知道我的孩子命不长，她妈妈去世了，我没有什么负担，我所有的收入并不做长远打算，只要能够负担孩子的医药费，让我们俩活得开心就行了。"酸楚、无奈中又透露着一种豁达。我说："我尽力吧。"

于是，我用中西医结合的方法很用心地帮她慢慢调整。毕竟是年轻人，没多久小樱就不喘了，可以下床走动了，恢复了正常年轻小姑娘的活力，但是我知道，她的心脏是不好的。

我一直在思考，为什么她以前的治疗效果不好呢。我想到她的体重，如果她的体重是50千克左右，那么她的心脏负荷就会小很多。根据她的体重和体表面积，她用药的量应该比常规的要大，那么用正常的剂量是不是无法让她的心脏停止重构，停止走下坡路呢？

我循序渐进地逐渐加大药量，一直加到正常人的两倍。终于，小樱可以几个月不来医院，变成只有她爸爸来配药，小樱不肯来了。她觉得来了就是跟崔医生聊聊天，不来也没关系。

其实，我也挺开心的，小樱不来就诊，说明她的情况真的还可以。

有一次，小樱的姑姑觉得她恢复得挺好，就说："你去工作吧，要不然整天在家里也没事儿干。"小樱虽然找了一份不累的工作，但是没做几天就开始出现喘促的现象，又来住院了一次，很快就好了。

我还是一直担心，跟她爸爸说："这孩子的射血分数还是太低，虽然不是18%了，也到过30%，但是从来没有超过35%。而心脏衰竭的射血分数小于35%是一道坎，小于35%的人非常容易发生恶性心律失常，比如室速、室颤，会引起猝死。"我虽然不忍心，但还是要提醒这位老父亲，"你女儿这个心脏的情况看上去还可以，但是她还是危机重重。"

但是，这位老父亲对此已经非常满足了。我记得每年过年之前，他都要到病房跟我拜年，说："我们又过了一年。"

有一年，小樱的爸爸告诉我："今年我又做了一个决定，反正我的钱也不想存着以后用了，我把我们家的房子租出去了，又租了一套大的房子，这样孩子的活动空间就大了，我也可以睡得舒服一点。而且崔医生你知道吗，我的厨艺不错，现在出去给人家烧菜，除了退休工资以外我还有一份收入……"我每次看到他们生活得幸福就感到非常欣慰。

2016年，国际上上市了一种治疗心衰的新药，看文献说效果不错。一直到2018年，我才见到这个药。当时我的很多心衰病人都在用，经过半年的观察，这个新型的抗心衰药物提高射血分数的效果不错。

那时候，小樱好久没来配药了，都是她爸爸来帮她配药。

她爸爸笑呵呵："小樱现在挺好的，天天玩电脑。"

"有没有瘦点啊？"我关心道。

"哎呦，吃得下、睡得着，能瘦吗？"他摆摆手。

我说："那她什么时候再住院一次，我想给她调整一下方案。"

"好的呀。"他答应了。

但之后，小樱没来住院。

大概在2019年4月，我打电话给小樱的爸爸："我现在确认这个新药对心衰蛮有好处的，虽然小樱的症状还可以，但我想让她换这个新药来提高一下她心脏的射血分数……""她已经走了……"小樱的爸爸突然说了一句，"过完年的那天，我去做饭，等我回来的时候就发现孩子倒在沙发上，手机掉到地上，已经没有了呼吸……"我当时觉得胸很闷。

从2014年到2019年，小樱的生命延续了五年，按照欧洲心衰的研究，心衰的中位生存期只有五年。她从2007年发病到2019年离世其实已经挺长时间了，但她去世的时候只有30岁左右，我总觉得太可惜了。

为什么我 2018 年的时候没有坚持叮嘱小樱去换药呢？也许换药以后不仅症状能得到改善，射血分数上升后还可以减少猝死发生的概率。为什么我没有反复盯着她去装一个 ICD（埋藏式心律转复除颤器）呢？为什么我没有让她经常来看病？心衰猝死的例子太多了。

医生在行医过程中有战胜病魔以后的成就感，但同时也有不少的遗憾。医生一生坚持不懈的动力就是让下一个病人不再出现这种遗憾。

人 父
——为自己，为孩子

每年的 6 月 18 日，我都会想起我的一个好朋友。

几年前的一个上午，医务处的一位同事打电话给我，说："崔医生，我有个朋友今天来医院找我，开车过来的时候说有一点胸痛，你能不能帮他看一下？"我说："行，让他过来吧！"

来的是一个有点壮的中年人，一看体型就是从事运动行业的。我问："你是运动员？"

他回答："对，踢足球的。"

我又问："现在是不是退役了？"

他笑了笑："当然咯，我这个年纪还踢啥球？"

我也笑了："你们运动员一退下来，运动量小了，看你这样子，胖了不少吧？"

他不好意思："是啊是啊，胖了一圈，不过还算灵活！"

他有着从事体育运动行业人群特有的爽快。我问："快说说吧，怎么回事？"

他回忆道："今天早上到你们医院办事，开车的时候觉得胸口有点痛、憋气，后来又好了，就想找你看一下，没什么事的话我下午还有一场球呢!"

我让他赶紧去做个心电图、抽血。心电图结果出来我一看,有胸前导联广泛的 ST 段压低。我嘱咐他不能离开医院,在我这待着等血液报告出来。结果不一会儿,化验室的电话就打过来了,报危急值——血清肌钙蛋白 I 也呈阳性,轻度升高。

我说:"你的血管出问题了,这球是踢不成了,要马上住院,并且要做冠状动脉造影。"

他一脸不相信:"啊?你别吓我!我身体这么好!平时还在训练的!"

但他很配合地办了入院,吃了负荷量的阿司匹林、波立维,立刻就进了导管室。术中我看到他的血管很粗,前降支直径有 4 毫米,可是前降支近端 90% 狭窄,如果这根血管闭塞了就是广泛前壁性心梗,其实已经可以算是一个不稳定性心绞痛了。我马上跟他的家属谈话,安排植入支架。

下手术台以后,我把造影的照片给他看:"你看,你的这根血管细得像根线一样了,现在装完支架了,暂时没事了,但是要好好吃药,要不然的话还会长斑块,还会闭塞。"

他说:"哇!你是我救命恩人啊!我要是再去踢那场球,不就完了吗?哎哟!这条命算是捡回来了,太谢谢了!"

我心想,爽快人就是好沟通,而且情况自己把握得挺好。

我问他:"你家族里有人有糖尿病、高血压吗?"

他答:"没有,我自己以前也是啥病都没有,现在人胖了一点,有点高血压,但是不厉害,就吃药控制,比较稳定。"

我继续问:"你的生活习惯好吗?"

他不好意思地说:"这点倒是不好,你知道我们搞体育的,就喜欢朋友聚在一起,聊聊天、吹吹牛、喝点小酒!"

我又问:"你抽烟吗?"

他说:"当然抽!一天两三包。"

我叮嘱他:"你的问题就出在抽烟上,还有你的血脂、血压也要控制,所以我给你开的药要好好吃,烟必须戒了,要不然支架保不住的。"

他点点头:"好,都听你的。"

接下来的两年时间,他真的很配合,烟戒了,应酬也少了。有一次他来复诊,我给他点赞:"你这样保养没问题了,这两年血管的复查也是好的。"

那次复诊之后,大家各自都忙,联系就少了。大概又过了2年,他来找我,说想重新检查一下身体。结果做好冠状动脉CTA(计算机体层血管成像),发现又有血管狭窄了。

我问他:"你吃药了吗?"

他说:"装好支架都过了三年了,我觉得身体好了,就没吃了!"

我说:"药怎么可以不吃啊?"

他尴尬笑笑:"就是怕你这样骂我嘛,所以你看,我这不是找你也少了。"

我有点生气:"你怕我骂干嘛呀,我不是为了逼你吃药才盯着你,关键问题是你不吃药会出事的!"

他敷衍地说:"我知道,知道啦!"

"你一进来我就闻到一股烟味,你是不是又开始抽烟了?"我皱眉。他丝毫不在意:"没事了么就又抽了呀。"我叹了口气:"你看你,本来还说你是模范病人,结果现在又这样了!"

他说:"我最近忙呀,我女儿小的时候我带她去科技馆那边的广场滑冰,没溜多少时间就被滑冰教练看中了,说我女儿的平衡感太好了,让我把女儿交给他训练,肯定让她出成绩。我可是球队的,我老婆是奥运会的亚军,银牌!我们孩子的体育天赋当然是杠杠的,但那时候我不想让女儿练体育,就拒绝了。但是这孩子的体育天赋就是好,学校里上网球课,结果没多久就在区里拿名次了,我现在忙着给她找教练、陪她练球,现在市里又拿了第三名,看样子好好练练,以后可以出成绩。"

我说:"你这家伙,练网球可是很烧钱的。"

他说:"孩子有天赋,我现在还负担得起,就这样吧!"

我问他:"你孩子练球你也得陪着吧,你不把身体养好,怎么陪?"

他点头说:"有数了,有数了。"

就这样,我先把他的用药方案调整了一下,然后嘱咐他好好吃药,后来也没什么密切联系。

2017年6月18日,我记得很清楚,是个周日,那天我正在家,突然接到他的电话:"哎呀,崔医生,我感觉胸口闷、疼……"

我大惊:"你现在在哪儿呢?"

他喘着气说:"我在杨思的体育场,陪我女儿打球呢!"

"你装过支架,上次检查血管又有狭窄,肯定要出问题!"我赶紧问,"你是不是药还是没吃啊?"

他说:"吃了点,没怎么好好吃。"

"不行,这样下去肯定要出事!"我叮嘱他,"赶紧去就近的医院。"

他说:"现在就近只有杨思医院,我想去大一点的医院。"

"你赶紧打'120'叫救护车,原地等,你这个情况挺危险的。"我劝他。

"不用不用!"他说,"我朋友在,他送我去中山医院,很近的。"

我继续劝他:"你现在还是挺危险的,叫救护车吧!"

他坚持道:"不用不用,我现在就出发了。"

挂了电话以后,我越想越不对劲,打电话回去响了好久没人接。我继续打,过了好久总算有人接了,是另外一个声音。我说:"我是崔医生,现在怎么样了?"

对方说:"我正在隧道里,他坐在我边上,好像已经晕过去了。"

我着急了:"哎呀,他肯定是不对了,你会做心肺复苏吗?"

他也急了:"我不会呀,而且我车子在隧道里不能停呀!"

我赶紧说:"你出了隧道,赶紧呼救,我现在赶过来。"

他说:"我也不会弄呀,我还是快点送他到中山医院吧!"

完了……挂了电话,我赶紧下楼,开车直驱中山医院。

等我停好车冲到抢救室,看到他躺在抢救室的床上,一个胸外按压的机器在不停地按,他已经毫无知觉了。我跟医生表明身份,医生告诉我,送来的时候他已经瞳孔散大,估计救不回来了。

那个时候我心里非常难受,下意识地拿起手机,拨了一个中山医院心内科主任的电话:"我一个兄弟心梗了在急诊室抢救,虽然我知道可能不行了,但是你来帮我看一下吧。"

他答应了。过一会儿他到了,检查了一下跟我说:"看样子没条件进导管室了,就算救回来,脑子也活不过来了。"

这时候,我看到门口有一个男的一直在看我,我想他可能就是那个送他来的朋友。我问他为什么不叫救护车,他说:"他说没多少路,疼得厉害就想赶紧去医院,结果没想到路上他就没声音了,推也推不醒,我啥也不会呀……"

我问:"他爱人呢?"

他说:"马上就到。"

过一会儿,他爱人到了。虽然我心里非常难受,但还是把事情的结局告诉她:"现在胸外按压的意义不大,我建议可以停止抢救了。"

他爱人刚开始呆呆地站着,一下子蹲下来不停地哭,我只能陪着她。她哭了一会儿,跟我说:"崔医生,都听你的,停止吧……"然后我跟急诊科医生说:"停止抢救吧……能不能给我们腾一个小地方出来?一会儿可能有更多的家属要来。"他们答应了。

陆陆续续地，他爱人的姐姐、姐夫等都来了。过了一会儿，他朋友接到个电话，说孩子训练结束了，刚才没告诉她，现在把她送过来。

我一听马上绷不住了，我不知道怎么去面对他女儿来见他的场景……因为我也是一个孩子的爸爸，还有一个更特殊的原因——那天是6月18日父亲节。一个女孩在父亲节失去了她的爸爸。

我跟大家匆匆道了别，逃离了医院。后来，他的遗体告别仪式等我都没去，我很怕见他的女儿。我总觉得，既然他那么信任我，给我打了个电话，我本来是应该可以救他的，如果我再坚定地告诉他，一定要打"120"叫救护车*，不要让别人开车送去医院，可能一切会不一样。

也许……也许……有很多的"也许"，可现在都没有用了。

人们常说，做医生久了会麻木，其实是医生对那些有关死亡的场景、抢救室的场景熟悉了以后表现出的镇定，因为镇定才可以让医生不失理性地判断，做出最正确的决定。

可同时，我也是人，也为人子、为人夫、为人父，特别是想到自己的孩子，再想想他的孩子，心里就会有很多的不忍和自责。但愿这件事可以让更多的人了解疾病治疗的重要性，让这种悲剧不要再发生了。

---

* 救护车上有急救设备，就算待在原地出现问题，也可以打"120"，急救人员会教你如何做心肺复苏。

捐 献
——努力地生且无憾地死

糜福生是一位令我敬佩的病人。

初次认识糜福生是跟着我的上级医生蒋梅先教授管床的时候,那时候蒋老师是主治医师,而我是一个刚毕业的小医生。见到糜福生,我对他有两个印象:第一,他发育不良,个子矮、身材瘦小、手脚都短,他还高度近视,戴着一副镜片像啤酒瓶底的眼镜;第二,他的穿着与这个时代有很大的差距。

他是家中的老幺,但身体不好,有房间隔缺损,后来又得了肺结核、反复的肺部感染、支气管扩张……他每次发作,要么是高热、有黄脓痰,要么是喘促、不能平卧、心衰。

我记得那时,蒋老师带着我给他用过好多种抗生素,换来换去都是耐药的。没办法,那么多年各种药用下来,耐药菌太多了,实在是束手无策。

后来,他的一个动作给我提了醒。他咳着、咳着,实在坐不住了,坐在床上往前一倒。我发现他身体的柔韧性很好,可以一下子整个人趴在被子上。

"糜福生啊,现在只有一个办法,你的整个肺就像个痰盂,我们用抗生素就好像要把这些痰消灭在你的体内,这太难了。但如果你每天能把痰倒出来的话,我们可以省很多力气。"我建议他。

"怎么倒啊?崔医生。"他问。

"你就跪在床上,头朝下,屁股抬得高高的,这在医学上叫胸膝卧位*。"我解释道。因为他平时不能多动,一动就喘,所以一直没让他用这个方法,但我发现他好像还挺能坚持做这个动作的。

"你每天坚持三次,每次弄个半小时试试看。"我说。

"好,我听你的,崔医生。"他答应了。

于是,基本上我每天查房的时候,他都是以这个姿势来迎接我的。"崔医生,我每次做这个姿势,不一会儿,我的鼻子、喉咙里都会有脓痰出来,我用力地吐出来以后就舒服多了。"

这个体位引流的姿势竟然起到了一个奇迹般的作用,他的肺部感染得到了控制,心脏的问题也有所缓解,他顺利出院了。

之后的十几年里,他反反复复地住院很多次,每次一定要等到我的床位有空才住进来,每次都坚持着每天起码 2 个小时的体位引流。

他的每次住院也成了我最好的示范病例,教给学生们各种肺部的体征,还可以听心脏的杂音、心音的分裂,他的胸部 X

---

* 这是呼吸科的一种痰液引流的方式。

线片、CT也都是经典的教学片。每次我们在带教的时候,他就会跟我的学生们说:"你们好好听哦。"然后露出一丝微笑,他可能觉得自己对我们的医学教育事业贡献了一份力量。

后来,他的情况越来越差。终于,他趴不住了。我记得很清楚,有一次在我查房的时候,他跟我提了个要求:"崔医生,你能不能让护士允许我把这几块砖头垫到床底下呀?"

"你为什么要垫砖头在床底下?"我好奇。

"崔医生,我实在是趴不动了,但是我在家里试着把我的床脚每边放两块砖头,这样我就脚高头低,把枕头拿掉,也能起到引流的作用。"他告诉我。

他还在坚持着我十几年前教给他的方法。我关照护士帮他把床垫起来,不要去阻止他。有时候我去看他,他斜躺在床上,头伸在床沿,戴着那副镜片如啤酒瓶底一样的眼镜,从鼻子、嘴巴里流出的痰液慢慢地滴在地上的盆里。靠这样的方法,他又躲过了几次死神。

他有段时间没来,我倒有点想他,再次听到他的消息是他的姐姐们带来的。因为他从小生病,没有结婚,一直是他的姐姐们在照顾他。

"糜福生怎么样了?"我问。

"我弟弟走了。最近一次有感染以后,他拒绝再住院治疗了,觉得自己大限已到,就在家里去世了。"他姐姐告诉我,"我们这次来主要是完成他的一个心愿,其实他早就申请了遗体捐献,他说一定要让我们来告诉你一声,这么多年谢谢你的帮助，他把遗体捐献给了上海中医药大学。"

"他觉得自己活着的时候，这个生病的身体可以在崔医生每一次带教的时候给学生们做示范，现在终于要离开这个世界了，他希望遗体可以给医学生们做'大体老师'。"他姐姐说。

说实话，当时我没忍住泪水。

有时候，医生只是做了自己该做的事，却换来了病人的尊重，而这个病人又做了一件了不起的事，让你更加敬佩他。

家 庭
——解铃还须系铃人

我遇到过很多奇奇怪怪的病人,其中有一位病人,时至今日仍让我印象颇深。

2005年,已经晋升为副主任医师的我,因为对精神心理学非常感兴趣,接连参加了心理咨询师的培训及精神分析中德班(2005—2010)。2008年,我又去精神卫生中心的心身科进修。我当时的想法是以后碰到这些病人,如果我没有能力处理也可以及时转诊。没想到,过了不久真的碰到了这样的病人。

有一天,我们科的老季主任突然打电话给我:"小崔啊,我这里有个患者,她爸爸都给我跪下了,但这个病我看不了,你来帮我看看吧。"

当时我还觉得很奇怪,哪有老师看不了找学生看的?

但是季老师坚持说:"我觉得这个事肯定得找你。"我答应了。没过多久,我看到一位老先生带着一位女士走了进来。那位女士特别瘦,看上去很苍老,四五十岁的样子,但是神情却带着一些稚嫩。

我问:"老先生,谁看病啊?"

老先生说:"我孙女看病,她实在是太瘦了。"

我仔细一看,明白了,敢情不是他女儿,是他孙女啊!我问:"孩子是不是不吃饭啊?"

"是啊,她吃得特别少。"老先生点点头。

我继续问:"孩子现在多大呀?"

"上高二,她的学校可是个重点中学。"老爷子话里无不骄傲。

我明白了,我碰到了厌食症患者,"上高二,那也就十六七岁啊,就你们两个来吗?"

"她爸爸在后面呢。"老爷子正说着,门口晃进来一位中年男士。

我问:"你是她爸爸吗?怎么是爷爷带她来?"

孩子爸爸说:"哎呀,我爸爸疼这个孩子,他们在前面先走,我在后面追着。"

我追问:"她妈妈呢?"

"她妈妈在美国呢。"

这时候,我心里暗暗地叹了口气,我明白厌食症的病因往往是不良的家庭关系,孩子潜意识想通过控制自己的身体,进而能够影响或者维系家庭。

于是,我说:"这个病我看不了,孩子得的是厌食症,我给你们指条路吧,去精神卫生中心,我刚刚在那边进修过。他们心身科的特色就是治疗厌食症。"

谁知听了这话,孩子的爷爷叫了起来:"我们不要去看!

要是让人家知道我的孙女进过600号*，那不是一辈子就毁了吗？你还是给我们开点中药吃吧。"

我说："这个病不是开点中药就能吃好的，它是一种心理疾病，而且不单单是孩子的问题。"

这时候孩子的爷爷更激动了："崔医生啊，刚才季教授让我来找你，你如果不能看，那我们怎么办啊？求求你了！"说着就要跪下！我哪里见过这个阵仗，赶紧一把拉住他。

见此情形，我转念一想，既然我打算进行这方面的研究，不妨让我的学生们也见见这个病人。于是我说："好吧，那就住院吧。"

到了病房，我带着我的学生们去问病史。首先把秤拿来，一称发现这个孩子的体重只有三十多千克，身高一米六左右，算了一下BMI（身体质量指数），只有十二三！再仔细一看，这个孩子的皮肤非常粗糙，上面还有比较长的毳毛，头发也比较稀疏，不由得让我想起了欧阳修《秋声赋》中的一句："渥然丹者为槁木。"进一步问诊，我发现她的月经也已经好久没有来了，厌食症已经发展到了一个比较严重的地步。

看到这个情况，我后悔让她住院了，心想这个样子我确实没有把握，而且明显家庭也不配合。于是我跟精神卫生中心心身科的陈主任打了个电话："你是这方面的专家，这个病人要

---

* 上海市精神卫生中心在宛平南路600号，一般人对那里都有些抵触的情绪。

不要给你转过去?"

陈主任马上问:"BMI 多少?"

我说:"12 点几。"

他说:"14 以下我可不敢收。BMI 小于 14 的话随时有生命危险。要么你先帮帮忙,把她体重升上来,然后再来找我。"我说好。

那接下来的主要任务就很明确了:暂时先不去解决她的心理问题,而是先保证她不会因为厌食症而出现生命危险。我制订了方案:首先,通过静脉输液给她补充大量的能量;其次,告诉她每天应该摄入多少食物,并且让她知道自己得了厌食症,还特别关照家属注意病人有没有吃完以后去厕所催吐的现象。一切就绪,我离开了病房,回到办公室。

本以为这个病人会按部就班地治疗,结果不曾想,整个科室因为这个小姑娘的到来搅起了波浪。

我刚回办公室没多久,护士长就带着两个护士过来了:"崔医生,你刚才收的那个小姑娘实在是太可怜了,那么瘦的一个小姑娘,静脉都是瘪的,每天还要吊那么多补液,小姑娘说她受不了。"

我惊奇地和护士长说:"她才刚进来,就能让你来帮她说情啊?"

这边话音刚落,我们组的金医生也来找我:"崔老师,能不能给她少吊点补液啊?小姑娘看着挺可怜的。"

得嘞,这一会儿工夫,又来一个说情的。

我看着她们眼巴巴地看着我，说："你们有没有感觉到一种张力啊？这个小姑娘刚来一会儿，就已经搅动得你们都到我这来替她求情了。"我想了想，决定去和这个小姑娘再谈一谈，"这样吧，我们现在再去一次病房。"

刚进病房，小姑娘的爷爷就迎上来说："崔医生啊，我孙女就是胃口不好，您给开几服药，给她开开胃就行了，就不要吊这么多水了吧。"

我没有理他，走到床前，稍稍掀开小姑娘的病号服，发现她用一根很细的绳子勒住了自己的腹部。这样只要她吃的东西一多，马上就会觉得绳子勒紧了，就不愿意吃东西了。

我指着这根绳子对她爷爷说："你看看这个，还觉得你孙女只是胃口不好吗？"

回过头来，我板起脸对小姑娘说："你现在看上去是很可怜，好多医生、护士都在替你求情，不要给你多吊补液。现在我跟你做一个约定，你如果想跟我讨价还价，可以！但你的资本只有一个——体重！体重上升了什么都好说，体重没有上升一切免谈！你什么时候体重上升了一斤，我就给你减掉一瓶补液。"

紧接着，我回头和周围的同事们说："大家都听好了，所有医嘱的改变也是一样，只要她的体重涨了，你们可以跟我谈，体重没有变，一切都不要跟我谈！"

我板着脸说完，转身出了病房。大家你看看我，我看看你，缩了缩脖子不说话了，但大多是一脸茫然。金医生追了出来，偷偷地说："崔老师，你今天怎么这么凶啊？"

"一个病人可以因为自己的执念，控制自己的饮食，让身体达到她想要的状态，甚至走到了濒临死亡的地步。你们这样替她求情真的好吗？你们不觉得你们变得和她爷爷一样吗？她对自己的身体是一种控制的状态，难道你们也受她控制了吗？"我加重了语气，"厌食症的病人往往有很强的'搅动能力'。"

我停了停，继续说："她一到我们病房就搅动你们所有人跑来跟我求情，但是平时我定的方案，你们有谁会跟我来讨价还价吗？根本不会！那今天是为什么呢？因为她可怜？仅仅是因为可怜吗？"

金医生好像明白了什么，似懂非懂地点了点头。

第二天，我的研究生小朱跑来跟我说："老师，我告诉你件事。昨天我值班，你们都下班以后，我看着老爷爷陪着他孙女在走廊散步，他们互相依偎着，慢慢地踱步。小姑娘一脸幸福，老爷爷非常享受。走了两圈以后，他们坐到了病床上，头靠着头，肩靠着肩，慢慢地摇着，哼着歌。画面是很美好，但是我看着真是觉得好奇怪、好不舒服！"

"怎么个不舒服法？"我问。

"就是那种，虽然我知道他们是亲的爷爷和孙女，但是祖孙之间这个样子有点不正常。"小朱皱着眉说。

我追问："你看上去感觉像什么？"

他摇摇头："不好说，起码不像是爷爷和孙女，倒有点像恋人。"

我点头："你的感觉很正确，他们之间就是一种奇怪的亲密关系。"想了想,"这样下去不是办法,她爷爷在这里对这个女孩的康复是个阻碍,得想个主意。"

我又问了一句:"她爸爸来过吗?"

"她爸爸来看了看她就走了。"小朱说。

我找来了小姑娘的爸爸,跟他说:"这两天最主要的任务就是让你女儿多吃东西。只有体重上升到一定程度,外院的专家才能为她诊治,要不然面对的就是生死问题,我希望你能配合一下。"

她爸爸满口答应。

我接着说:"我请你做件事,你去请你的爸爸回家休息,暂时不要让老爷子陪了,换你来陪你女儿。"

她爸爸面露难色:"这我很为难啊。我还有很多事,没有空。"

"她妈妈能回来吗?"我问。

"她妈妈肯定是回不来的,不过我倒是可以打电话给我丈母娘,她就在武汉。"她爸爸说。

"也行,武汉过来也快,倒是可以让外婆来代替妈妈陪她。"我说,"你女儿有一点好的地方,就是她没有催吐。一般来说她的体重会慢慢上升的,但是她爷爷太宠她了,很多治疗都会受到干扰。"

她爸爸说:"我知道了。"

两天以后,小姑娘的外婆来了,她爷爷也回家休息了。就这样,小姑娘和她爷爷暂时分开了。她外婆来了以后,小姑娘开始乖乖地吃饭,一个礼拜体重就上升了很多,我也如约把她的补液一瓶一瓶减掉，直到仅仅靠进食就已经可以满足日常的生理需要。这让大家都很开心。

又过了一阵，小姑娘肉眼可见地胖了起来，凹下去的脸颊也饱满了，皮肤也有光泽了，整个人都有精气神了。看到她，我就想起朱自清的《春》里的一句话："山朗润起来了，水长起来了，太阳的脸红起来了。"小姑娘的体重也涨到了40多公斤，这时BMI也将近16。

我说："现在可以测一下激素水平了。"各种性激素、生长激素的结果出来以后，发现她雌激素水平有所上升，我对小姑娘说："过段时间你的月经也很有可能会来。"

后来我才知道，小姑娘最开始是因为闭经去看了妇科的齐主任，经她介绍去看了季主任，最后才找到了我。

治疗进展到了这一步，我又去找她爸爸谈话。我先向他解释了什么是厌食症*，之后又说："厌食症看上去是孩子在生病，但这背后往往是不良家庭关系的体现。所以我想了解一下你和她妈妈到底怎么回事？"

---

* 厌食症其实是一种对自己身体的病态观念。很多人认为厌食症就是因为年轻女性爱美，想要减肥，不吃饭饿出来的。殊不知，厌食症不仅仅是身体的问题，而且是一种心身的障碍，并且和家庭密切相关。厌食症患者的家庭常有回避冲突、过度保护、亲子关系缠结、边界不清等特点，有学者认为是这些问题导致了厌食症的发生，也有学者认为是厌食症患者导致了这些问题的加剧，家庭问题是疾病的维持因素；最重要的是，厌食症的死亡率高达15%！

他说:"说实话,我和她妈妈很久没联系了,但是我们也没有离婚,她妈妈一直在美国,至于她在那边有没有人我也不知道。"

"你呢?"我问。

她爸爸沉默了一下说:"我啊……我一个人呗。"

我盯着他看了一会儿,没有继续追问。他接着说:"我这边平时工作很忙,所以就把她交给我爸管,谁知道我爸宠着宠着,怎么把她宠得不吃饭了呢?"

我说:"这个病最好的治疗方法是家庭治疗,她现在体重已经上升了,暂时没有生命危险。你现在可以到宛平南路600号心身科去找陈主任,我已经打过招呼了,我再写个字条,你们去那里住一段时间。通过他们团队的家庭治疗可能会获得一些缓解。"

她爸爸表示明白了。于是,我就让小姑娘出院了。

过了一段时间,我打电话给陈主任的时候,问:"我上次介绍来的小姑娘现在怎么样了?"

陈主任反问:"哪个小姑娘?"

"就我上次说的,BMI只有12的那个,我可是好不容易才把她的体重涨上去,然后就让她去找你了。"

"没来呀!"

"啊?没去?"我很疑惑,为什么没去呢?我已经把问题的关键、最好的治疗方式、利害关系都告诉他了呀。

很快,事情就有了答案。

有一天,我正在看门诊,那位小姑娘的爸爸推门进来,跟我说孩子回家以后又不吃饭。我让他赶紧带孩子去看病。他说："她爷爷说600号不能去，还是想来找你吃中药。"

听了他的话我突然冒出一股火，大声问："孩子究竟是你的还是你爸的？"

这时候，门又开了，只见小姑娘的爷爷突然冲进来对着我就是一跪，我马上闪开。我对着孩子爸爸说："你要是还想让我再跟你说句话，就先把你爸爸拉开，要不然你们不走我走，我门诊也不看了。"

孩子爸爸见状只能把老爷子拉到外面，回来后我和他说："我再仔细跟你说一遍，这件事不是孩子的罪过，是你们家里出问题，最好的方法是家庭治疗。而且我告诉你，能救你孩子的只有精神卫生中心，不要再想着去那里名声不好，如果命没了还要什么名声呢？如果你还是这样子，自己不管，把孩子丢给爷爷，这孩子就真的毁了。"

她爸爸忙说："我知道了我知道了，我这就把她送过去。"我看着孩子爸爸走出诊室，不由得叹了口气，估计他们还是不会去的。

果不其然，没几天我的学生告诉我，他们又到我们医院的名医中心找另外一个年老的医生看病了。具体结果怎样我也没有再关注，只是再也没有在我们医院见过这一家人的身影。

有时候，作为医生感觉挺无奈的。**我们在医治人们身体的创伤、疾病的时候，也会看到内心的创伤，甚至看到他背后家庭的不幸，可是却没有能力改变。**精神科的病历都会记录一句话：来诊方式——这个病人是自己来的，还是被父母送来的，还是被警察绑来的？不同的来诊方式最后的结果是不一样的，自己来的好得最快，因为他自己想要改变；如果自己没有改变的意愿，或者这个家庭没有改变的意愿，仅仅是医生或者旁人强迫他改变，往往是徒劳、没有用的。

依 从
——活得久还是过得欢

晓红和俊哥曾经是我的两位老病人,他们性别不同,病程长短也不同,却在同一天离开了人世。

晓红在中年时候得了扩张性心肌病、心力衰竭,她是我老师的病人,后来由于老师的号比较难挂,就转给了我。自我接手的十余年,晓红一直进行中西医结合治疗,生活质量很好。

可是过了十几年,慢慢地,她的心脏又走下坡路了,这是扩张性心肌病常见的病程。晓红的心脏逐渐扩大,心肌逐渐变薄,心肌收缩力愈发下降。幸运的是,晓红赶上了好时候。当时出现了一种新的治疗方式,就是通过三腔起搏器来治疗心衰,晓红完全符合手术指征,于是我给她安装了三腔起搏器。术后效果出奇得好,晓红又平稳地活过了五年,心脏似乎又有点力不从心,渐渐地,住院次数多了起来。

俊哥40岁了,没什么工作,平时喜欢和朋友们喝喝酒、吹吹牛。他不幸患了和晓红一样的病,但是他的人生理念是过一天就要享受一天。每当他的腿肿了、气急了,就去医院治疗一下,平时可能药也有一顿没一顿的,经常喝得五迷三道。俊哥家就住在我们医院后面的那条著名的卖小龙虾的路上，恰逢拆迁拿到了一笔不小的赔偿款。于是，他更有条件去胡吃海喝了。渐渐地，俊哥开始出现了心源性肝淤血，胆红素升高，以致全身皮肤总是有点黄黄的。

医生往往喜欢晓红这样的病人，依从性好，听医生的话，治疗有效果，医生有成就感；而不喜欢俊哥这样的，今天治好了，回去没多少时间又来了，让医生有种挫败感。渐渐地，我们看到俊哥就躲。有时心内科的病房住满了，俊哥只能住在急诊科。

我记得有一次，俊哥那应该已经近70岁的父母推着坐在轮椅上的俊哥到我的诊室跟我说："崔主任，你还是救救他吧，他以后一定听话！"轮椅上的俊哥面目发黄，双腿浮肿得厉害，喘着气说："我……回去以后……肯定好好吃药。"

像这种情况也不是第一次了，有时候看在他父母的面子上，年纪这么大还操心40岁的儿子。于是我又把他收进病房，当晚他用了利尿剂后尿出了几千毫升的小便，第二天就在病房里生龙活虎地乱逛了。

当时，晓红恰好也在住院，于是，他们两个人就进行了一场很有意思的辩论。

晓红语重心长地对他说："阿弟呀，你年纪轻，好好保养才能再有个二三十年，人家说这个病，只能活5年，你看我现在都活了20多年了，你这样是在糟蹋自己，肯定不行。"

俊哥说："姐姐，你看你除了吃药就是住院，哪像我呀，朋友多,开心的时候就喝一点,不开心的时候也去喝一点,反正日子开心是一天,不开心也是一天,干吗要苦着自己呢?虽然可能没几年我就走了,可是我开心呐。"

其实类似的谈话,只要他们在住院部碰到,总是会进行很多次,但也总是没有结果。<u>有关生命的长度和宽度的讨论,哲人都辩不清楚,何况两个病人呢?</u>

又过了一段时间,晓红似乎有些精神不振,但相对稳定,俊哥还是那样,一阵好一阵坏,不好的时候乖乖地到医院住两天,好的时候又去喝酒喝得昏天黑地。

那天,他们又在病房里相遇,俊哥已经准备出院了,他看着晓红进来说:"姐姐你也进来啦,你看你再保养还是要进来的,我待了几天又要出去啦。"晓红说:"你呀,咱看看谁活得长,别看你现在笑得欢,能像我活这么多年吗?"

俊哥哈哈一笑:"活得长有什么用?好了,不跟你说了,我去走廊里散散步。"

过了一会儿,突然听到护士在走廊上喊:"42床!快来抢救!"我一下子跑出病房,发现俊哥倒在地上,原来他在散步时突然昏倒。我们马上就地心肺复苏,紧接着进行气管插管。尽管进行了最积极的抢救,他还是因为恶性心律失常去世*了。

---

* 这在医学上称为猝死。对于一个心力衰竭,射血分数<35%的病人,这是一种常见的结局,而且它不以人的症状改善而改善,常常突如其来,无法预防。

俊哥去世的那天，晓红也变得非常地紧张。虽然从得病的那一天开始，就有人告诉她可能会有如此的结局。可是一个生命就在面前突然消失，对她的刺激还是很大。她不停反复地询问她的病情，跟家里人嘱咐很多事情。据后来值班的护士回忆，上半夜晓红怎么也睡不着，下半夜也突然离世了……

生命有时候是如此的坚强，有时候是如此脆弱。我的两个老病人，依从性很好的晓红和依从性特别差的俊哥，竟然在同一天以同一种结局走完了他们的一生。

当我们的疾病谱从感染性疾病逐渐过渡到慢性生活方式的疾病，从各种病原体的感染到心脑血管病的流行……历史的发展，让医生很少有把一个疾病完全看好的机会。很多疾病将不再是豁然而愈，而是一种带病的长期生存。带病生存的生活状态下，生命的长度和宽度到底哪个重要？俊哥和晓红在医院里没有辩论清楚，也许他们去了天堂，会继续辩论吧……

尊 严
——这样的选择是一种奢求

有人说,医生是一群见惯了生死的人。作为心内科医生,从事这个行业那么久了,我也的确目睹了很多的生离死别,细细想来也有很多唏嘘之处。

我曾经说过,我理想中与这个世界告别最幸福的方式是:已经超过85岁的我,某一天在睡梦中悄悄地离开。

为什么是85岁呢?因为现在上海市的平均寿命是83岁多,等到我老了的时候,这个数字也许会上涨一些,但是我觉得85岁也算够本了,毕竟谁都想活得长久一些。

又为什么是在睡梦中离世呢?这是一种我认为的理想状态,因为确实不想在生命的最后还经历很多抢救。

有一天,急诊打电话说来了一个非常危重的病人,诊断为急性心肌梗死。病人年龄挺大,来的时候已经是休克状态了。我们去了以后发现其实我们认识他,他的儿子和我们主任是邻居。以前我在门诊还会经常碰到他,老爷子总是穿得很讲究,头发梳得纹丝不乱,有时候喜欢穿个三件套西装。他以前是做"红马甲"(证券经纪人)的,有学识、有涵养,大家都对他的印象很好。

他被送来后大家赶紧抢救,包括气管插管等各种措施都上了,忙活了好一阵子。20年前的抢救手段没有那么成熟,可以做血管介入等。好不容易把老爷子救回来了,他终于醒了过来,结果醒过来第一件事情就要拔掉口中的气管插管。我们连忙按着他,不让他动,怕他意识不是很清楚,就用约束带把他的手约束了起来。

我发现他的眼睛死死地盯着我,手里还比画着什么,我意识到他应该是有话要说,手里比画就是在要纸笔。因为他只能卧床,手抬不起来,我让护士把他的手解开,给他手底下垫一块板。他看不见纸面,只能凭感觉颤抖着在纸上哆哆嗦嗦地写几个字。

写好以后护士看了看说:"这写的是什么,我看不懂,老爷子您别急,您嘴里的这根管子虽然难受,但是用来救命的,千万不能拔掉,毕竟是性命关天的大事,您说是吧。"老爷子听了还是着急地乱摇头。

我拿过那张纸,看着纸上因为盲写和颤抖而显得非常分散的几个字,一时也不能辨认究竟是什么意思。

看着他躺在病床上,眼神痛苦但是又急切,手比画着、挣扎着,因为插管发不出声音,但是嘴唇翕动好像要说什么。

病人在病床上痛苦地挣扎,大家在仔细地辨认看不懂的字条,这个场面如同一道闪电划过了我的脑海,让我想起了上学时的一件事。

我还是实习生的时候,外科老师给我们讲了这么一个故事:我们医院以前有个外科主任叫老薛,有一次他突发脑梗,被送到家附近的一家著名的医院,当时医生说送来得很快,还来得及用溶血栓的方式治疗,就选择了溶栓抢救。

但是没想到,溶栓出现了脑出血的并发症,这样一来老薛主任就从脑梗变成了脑出血,导致了很多的后遗症:只能长时间地躺在病床上,语言不利。好在他的爱人,也是我们医院另外一个科的主任,一直陪在他身边。

很多同事去探望他,发现他的情绪非常低落,而且每一次都会用那只还握得住笔的手颤抖地在纸上写一些字交给大家。在场所有人包括他爱人都看不懂上面写的什么。

老师讲到这里时很唏嘘,因为后来,好多同事一起仔细研究了一下他写的东西,终于认出来上面写了"让我死吧"四个字。

随着回忆起这个故事,我逐渐辨认出了这张纸上写的字,和老薛主任一样,也是这四个字。

随后,我叫来了这位老人的儿子,把这件事告诉了他。他儿子非常不能接受,说:"我知道我爸爸是个要强的人,他也许是觉得自己现在这样太痛苦、太没有尊严了,甚至以后都只能这样不体面地活着,但是我们做子女的不能就这么放弃,我还是求求医生们,请全力抢救他。"

几天之后,病人因为病重还是去世了。

当初转告老薛主任的爱人时,也发生了相似的情况,同作为医生的她，觉得会不会是因为家里人照顾不周，于是他们更加努力认真地照顾他，鼓励他活下去。这样的生活持续了很长一段时间，最终老薛主任还是离世了。

经历过这些，我突然想明白了很多事。老薛主任和这个老先生都是有知识、有文化的人，也许在他们的认知里，有尊严地活着才是真正地活着，与其行尸走肉般地活着，更情愿有尊严地死去。

可能这个观念放到今天来看，很多人还是会接受的，但是在20年前，估计大家都不能接受。中国人有句老话"好死不如赖活着"，如果有哪个家属敢说放弃抢救，他很可能会成为家里的不肖子孙。

其实，无论是癌症晚期，还是一些非常危重的疾病，到了终末期再进行无谓的抢救，有时候真的是做给活人看的。对于病人来说，既无效，也无意义，更无尊严。虽然安乐死在我们国家没有立法，但是我们现在有了安宁疗法、安宁病房，可以让一些有这样意愿的人在生命的最后阶段按照自己喜欢的方式离去。

2008年，我的奶奶摔了一跤，当时已经85岁高龄的她，是个有着严重帕金森病的老人。当时，大家商量要不要开刀，但是因为奶奶的身体条件比较差，最终还是决定保守治疗。我当时明白，一个只能躺着的老人很有可能撑不了几个月。确实，不到三个月的时间，严重的肺部感染就找上了我奶奶。

在 ICU（重症监护室），我看到了她的胸片，高密度影填满了整个肺野，就像白肺一样。ICU 主任和我说："现在的情况只有插管了，但是你懂的。"

我说："我知道了，我会把我的父亲和姑母叫来，和他们好好谈一谈。"

我对父亲和姑母说："奶奶现在的病情已经到了最后阶段。她的肺部感染非常严重，而且她有帕金森*，所以她的呼吸肌是麻痹的，呼吸功能本身就很差，这种情况下是咳不出痰来的。虽然我们已经用了最好的抗生素，但是都没有用。现在的情况已经非常差了，如果不插管的话可能拖不过这两天。"

他们忙问："那插管呢？"

我说："一旦插管，就会对呼吸机形成一种依赖，所有的呼吸功能会完全依赖于呼吸机，无法脱机，而且在清醒的状态下，每时每刻忍受着呼吸机的折磨。这样到最后，还是没有办法康复的。"我停了停，"现在她已经是昏迷状态了，其实已经感受不到很大的痛苦，我想听听两位长辈有什么想法。"

"你有什么想法？"他们问我。

"我想让奶奶安静、安详、没有痛苦地走，所以我的意见是不要插管了。"在他们的注视下，我说出了这句话。

---

* 帕金森病，又称为"震颤麻痹"，是一种常见的老年神经系统退行性疾病，具有特征性运动症状，包括静止性震颤、运动迟缓、肌强直和姿势平衡障碍等，还会伴有非运动症状，包括便秘、嗅觉障碍、睡眠障碍、自主神经功能障碍及精神、认知障碍。

他们沉默了许久,说:"我们听你的,让你奶奶在离开的时候少点痛苦吧。"

之后,我们就一直陪在奶奶身旁,一直在她耳边轻轻说着话,看着她的呼吸一点点变微弱,直到完全停止……时至今日,当我们谈论起我奶奶的时候,经常会说:"老太太真是辛苦了一辈子,还好走的时候没有吃太多苦头,最后安详离去了,这也让我们感到很欣慰。"

在多次目睹过生死以后,我深刻地体会到,有时候能够自己选择怎样的死法是一种奢求,尤其是当结局已经无法改变的时候,用各种现代科学的仪器来残喘,只是把无意义的状态延续一段时间而已,而且这个延续会让病人感到非常痛苦。 如果无法掌控自己的生命,那就希望能有尊严地离去。

陪 伴
——1个人的25年

仔细想想,我做起搏器手术也有21个年头之久。这些年里,我给99岁的老人做过手术,第二年还在病房里祝他百岁生日快乐;给92岁的老人更换了他的第3个起搏器,还约定8年以后再来换第4个;也遇到过感染、出血、手术不顺利一直做了5个小时。做过的手术到达一定的量,各种各样的奇怪情况我都碰到过。不过,要说我起搏器手术生涯里最能记住的一个人,那一定是护工老徐。

第一次见到老徐是我去老年科会诊的时候。会诊患者是一位"老革命",长期住在干保病房,说是心跳缓慢,让我去看一下。

走近病床看病人的时候,旁边一个中年护工站了起来,他就是老徐。老徐连忙对病人说:"老爷子,医生来看你啦。"然而病人没什么反应,呆呆地不知道望向哪里。

我看到监护器上显示心率只有40次/分,呈一个典型的窦性心动过缓的状态。我问:"老爷子,感觉哪里不舒服吗?"病人还是保持那个姿势,也不回答,我只好看了看病人的各项指标,也不是继发性心动过缓。于是我对老徐说:"他的家属来了让他们来找我吧,看样子要安置一个永久起搏器。"

老徐点头答应,说他会转达的,可是过了好久也没有家属来找我。一段时间后我又收到会诊需求,说老爷子最近的心跳又往下走了,我说:"老爷子现在还是很危险的,尽快让家属来谈话手术吧。"

回到科室后,我看到老徐在我办公室门口张望,似乎想找我。我让他进来,他跟我说:"老爷子常年住在医院里,这些年他家里人很少来看他。老爷子现在像是老年痴呆了,有时候也不认识人了,他们来的次数更少了。据说,老爷子的房子也被卖掉了。"

我顿时明白了,"那麻烦你通知一下他的家人,这种情况下老爷子可能随时会去世。去世以后,老爷子的各种工资、补贴都没了。"

他说:"好,我就这么跟他家里人说。"

果然隔天,老爷子的家属就来找我了。我跟家属说:"老爷子得的是窦性心动过缓,可以通过装双腔起搏器来治疗。双腔起搏器对人体生理性的模仿会更好一点,缺点是比较贵。也可以装单腔的,相对来说便宜一点,但是治疗效果不如双腔好。"

家属立马说:"我们要装便宜点的!"

我补充道:"老爷子是有医保的,而且是干保,钱这方面其实问题不大。"

家属挥挥手:"差不多可以啦,这个单腔是不是也一样可以保命?"

"是。"我如实回答。

"那单腔的就行了。"家属做了决定。

结果刚进手术室又发现了一个问题:长期卧床导致老爷子的腿部肌肉已经挛缩,呈现出一种盘腿的状态,而且背也是驼的,人睡不平,腿也放不直。只好在老爷子的背后垫了一床床垫,勉强达到了手术体位。

安装单腔起搏器比较简单,没过多久就装好了。出手术室时我只看到了护工,本来等在门外的家属已经不知所踪。

"家属呢?"我问。

老徐说:"他们说他们都忙,就先走了,刚才护士出来说手术已经结束的时候我已经打过电话给他们了。"

"你也挺不容易的,那就靠你照顾了。"我拍了拍老徐的肩膀。

就这样,我与老徐熟悉起来,渐渐地,我也知道了他给这位老爷子做了十来年的陪护。除了他自己,他的老婆、女儿,还有他们家里很多人都在我们医院做护工。

一转眼,时间过了近十年。有一天,我查房的时候又看到老徐在门前探头探脑的,像是在找人,

我叫住他:"老徐,你找谁呀?"

他说:"崔医生,我找你。"

"什么事?"我问他。

"老爷子的起搏器时间也够长了。去年查了一下说电快没了,我想请你看一下。"老徐说。

我惊讶道:"一年前就说电快没了,为什么不告知我们更换呢?"

"我跟他家里人说过,可是没有人管。这次我觉得再拖下去万一真没电了,老爷子可能性命攸关,所以我直接来找你了。"老徐不安地搓了搓手。

我马上找到主管起搏器随访的王医生:"老年科的那个病人你们去随访的时候怎么样?"王医生告诉我:"其实去年起搏器已经到了年限,但还有电,只是电不多了,而且内阻增高。我建议他更换,但他家属一直没有回应。"

"赶紧再去看一下。"我催促道。

王医生去看了以后和我说:"电快没了,要马上更换。"

我找到老徐:"麻烦你再跟家里人说一下,如果电没了,老爷子的命也没了。"

这次果然又如我所愿,家属马上就来了,满口说:"我们换,我们换。"

每每想到这件事,我都不禁要叹口气,其实很多老年病人长期住在医院,家也就没了,他们的一些工资津贴也是子女拿着,除非老人要去世了,一般家属也不会管。

到了老爷子住的监护室,我一看心电监护仪上显示整整齐齐的 65 次/分[*],而且是完全依赖的起搏心率,我就知道真的

---

[*] 65 次/分是起搏器制造公司设置的一种提示,当没有电的时候,它就会显示为完全整齐 65 次/分的心率。

快没电了。

本想着赶紧安排手术吧,可是没想到,老爷子现在不仅像以前那样睡不平,而且只能朝右侧卧,这怎么能进手术室呢?我开医嘱给老爷子做了个胸部CT,结果显示胸部右侧有大量胸腔积液,只能先处理积液,纠正心衰、补充蛋白、胸腔穿刺抽液……终于把胸腔积液的问题解决了,病人能进手术室了。

结果进了手术室,老爷子的嘴里不停地发出"呵呵呵呵"的叫声,手脚也不停地乱动。我们轮番进去安慰老爷子,告诉他只是一个小手术,别担心,一会就好。可他完全听不进去,眼中充斥着惊恐。

我只能回头去找护工老徐,问:"老爷子平时会出现这种问题吗?"

老徐说:"有时候我离开久一些,他就会吵闹,不过看到我他就能平静。"

我说:"那你进去试着安抚他一下。"

护工老徐穿上我们的手术衣到导管室,走到老爷子面前,老爷子一看到他立刻就安静下来。原来是老爷子看不到自己天天相处的护工才出现了情绪问题。我思考片刻说:"这样吧,你也像我们一样,去洗个手,让护士给你换套衣服,然后站在老爷子的头这边和他说说话,让他能够看得到你。"

于是,老徐洗手、换衣服,与我们一样穿上铅衣,站在了老爷子身边,紧紧拉着他的手。我们依旧像上次那样,在老爷子的背后垫了几个垫子,并且让老爷子朝右侧卧,在这样倾斜的状态下，终于完成了起搏器的更换。

手术过程中，仅仅因为多了护工老徐的陪伴，老爷子没有发出一点声音，在场的医生、护士都惊奇不已。老爷子术后的恢复也很快，一周后拆完线又返回了老年科病房。

又过了两年，有一天交班的时候，学生告诉我老年科的那个病人去世了。据说去世的那天晚上，不是他的床位医生值班，对他的情况不熟悉，急得旁边老徐大叫："给他用利尿剂！给他用利尿剂！他是心衰！他是心衰！"我们感慨，都说久病成良医，护工看得多了，也记住了常规的处理方法。

没几天，护工老徐又来找我，我问他："老爷子去世了，你现在在给谁做陪护？"

老徐说："不做了，我要回老家了，因为陪老爷子，也跟崔医生打了这么多年交道，走之前来跟你道个别。"

"你怎么想回老家了？"我很惊讶。

他说："崔医生，我今年50岁啦，已经在你们医院工作了25年，其中的20年都在陪那位老爷子。""这么久了！"我想。他接着说："我也把自己的老婆、女儿和亲戚都带到你们医院当护工，这么多年过去了，我家里的房子也盖好了，子女都成家立业了，现在是又当爷爷，又当外公。之前一直放心不下老爷子所以没走，现在老爷子不在了，我也是时候回家过过舒坦日子了。"

我听了之后非常感慨，很难想象护工老徐25年来一直背井离乡在外打工，每天睡在医院的躺椅上，更何况其中20年都与一位无法用言语沟通的老爷子待在一间病房里。

人这一生能有几个 25 年呢？

对于老徐来说，他用这 25 年完成了他的人生目标，这是属于他的奋斗史，现在"功成身退"了。

而对于我来说，工作了 26 年也即将奔五。这些年里，我有幸读了书、上了学，有幸承蒙多位老师悉心教导，有幸成为一名三甲医院的医生，有幸投身于医学事业，更有幸帮助了许多病人，已经从一个小医生逐步成长为一名主任医师，已经成家立业、结婚生子了……我完成了许多的人生目标，并且还有更多的人生目标等待着我去奋斗。

人这一生能有几个 25 年啊，我想每个人到了一定阶段，都应该回首看看那部属于自己的奋斗史，都能不因虚度年华而悔恨，也不因碌碌无为而羞愧。

搭　档
——三人行，必有我师

大学毕业后，我进了医院当住院医生。虽然以前也实习过，现在作为一名刚毕业的小医生，一下子由我全权管床位、下医嘱，这感觉就是不一样，肩上的责任更重了。

白天，大家都在科室时还好，"要命"的是晚上值班。那时，我的临床经验还不够，很多事情确实不知道该怎么处理，每次值班就怕碰到自己处理不了的事，几乎一晚上都不睡，没病人叫我的时候就拼命地看书学习。

科室里，谁都可以是我的老师，包括搭班的护士。很多人会说当医生真好，夜班还有年轻漂亮的小护士陪着，但是我更喜欢和经验丰富的老护士搭班。

那些有经验的老护士看到心衰的病人有胸闷、气急等症状，会直接问："要不要推针利尿剂？"我说："好、好！"碰到血压高的会问："要不要含一粒心痛定？（现在已经不太主张这么做了。）"我说："好，好！"

有一段时间，我总和一个跟我同时期进医院的新手护士搭班，人长得蛮漂亮的，但是与她搭班，我心里一点底也没有。

记得二十多年前，我们俩第一次一起值班，碰到一个患有红斑狼疮的女病人，半夜病人突发癫痫，在床上不停地抽搐，这是中枢性狼疮的一种表现。我赶紧让护士找压舌板，用纱布包住塞在病人口中，避免她咬伤舌头（现在已经不主张拿东西塞嘴里预防咬伤了，当时能想到最好的办法就是这个）。可是我那个搭档拿了压舌板和纱布，不知道怎么办才好。这时候，隔壁床上突然翻身下来一个矫健的身影，过来一把拿过压舌板和纱布，三两下包裹好，趁病人抽搐的间歇捏开嘴巴就塞了进去。

我不禁心中惊呼：哇！好老道！好熟练！然后，她自我介绍："我是本院退休的老护士，看你们做事太磨叽，忍不住帮忙一下。"

我的天呐，这时候也能碰到"大神"，我忍不住对我的搭档说："没想到你是个福将啊，居然还能遇到人来帮忙！"

接下来的日子，我更加没日没夜、拼命地学习。

有一天轮到我值班，"倒霉"的我又遇到那个新手护士，我们不说话，都在默默祈祷——今天晚上别太"霉"。到我现在的学生这辈，他们有很多预防不"霉"的方法，比如说拿可乐摆个阵，千万不能碰芒果、草莓等水果，就怕"忙""霉"。我们那时候还没这么"讲究"。

结果那天晚上，一个病人突发急性左心衰，他端坐呼吸、大汗淋漓、满眼惶恐，血压 200/120 毫米汞柱，听诊满肺的湿啰音、哮鸣音，还咳出一些粉红色的泡沫痰，是典型的急性肺水肿。

怎么办？我的脑子里立刻想到：强心、利尿、扩血管。

我赶紧用速尿利尿，可是病人的小便根本出不来。用什么来扩血管？我让护士赶紧把硝酸异山梨酯冲好挂上去，一边高流量吸氧，一边量着血压，我眼巴巴盼望着这个病人的血压能够下来，喘促能够缓解，可是1分钟、2分钟……时间在煎熬中一点点过去，病人还是没有丝毫的好转。我请上级医生来看，上级医生说加大硝酸异山梨酯的剂量，从每小时2毫克增加到每小时5毫克。

有人帮忙接手，终于有了一个可以喘息的时间，我赶紧拿出书来翻。上级医生看完以后又回到自己的值班室，病床前又只剩下了我和小护士。我从书上看到应对急性左心衰可以用酚妥拉明*，用多大剂量呢？当我看到2毫克/分钟，立即就跟搭档说："赶紧去抽2毫克的酚妥拉明来。"

"好，马上去。"

我紧接着往下看书，她却已经在病人边上操作了起来。

我说："你先等会儿，这2毫克我看看怎么用。"

"啊？2毫克我已经推进去了！"她僵住了。

"什么？这个药非常厉害，它直接可以把人的血压降到休克，2毫克你一下就推进去了？没有加任何的稀释液？"

"没有，你只说了酚妥拉明2毫克。"护士摇摇头。

---

* 这是一种非常霸道的扩血管药物，可以扩张小动脉、小静脉，快速地降低心脏的负荷，是抢救急性左心衰很好的药。

"我没让你一下推完呀!"我急了。

"哎呀,我看病人情况那么紧急……"她也急了。

我一下子汗都下来了,感觉那时候的汗比病人的汗还多。我呆呆地望着病人,1分钟、2分钟……5分钟后,病人的喘促明显有了改善,收缩压一量已经从200毫米汞柱下降到150毫米汞柱,当时病人的静脉还持续用着硝酸异山梨酯。

真的起效了!我的心一下放回了肚子里,而且时间越长,我心里也越不害怕了。酚妥拉明的半衰期非常短,能够很快代谢。10分钟以后,当病人的血压没有进一步下降,我就知道药用对了,而且万幸没有过量。

慢慢地,这个病人气急缓解了,血压下来了,小便也出来了,渐渐能够变成半卧位了,一晚上惊险的经历也终于顺利过去了。

那个晚上,我收获极大,受到的惊吓也极大。旦然如果没有这位鲁莽的护士搭档,弹丸似的往病人身体里推注2毫克酚妥拉明,病人不会缓解得那么快,但是如此操作,给我的惊吓也着实不轻。

在此之后,我自创了一种给药方式:把酚妥拉明和生理盐水按照1∶2的比例配好,配成10毫升的注射液,以每分钟2毫升速度,推注2分钟,同时计时读秒。推注时观察血压,如果没有反应的话,继续推注1支药;如果血压已经下来了,接下来的速度就是每分钟0.5毫升,这样2支药推注下来,病人的收缩压基本上可以下降到140毫米汞柱左右,此时可以换用比较温和的药物继续维持。

写下这个故事的时候,已经过去了26年,很多治疗手段都有了新的进步,比如当时我使用较多的酚妥拉明,现在可能已经没人用了,因为它有反射性加快心跳的不良反应,用量又比较大等缺点。现在在抢救急性左心衰的时候更多选用硝普钠。不过,硝普钠也有一个不方便的地方——畏光。因此,在配制和用药的时候要避光,这就会给抢救的速度带来一些延迟。

但不管怎样,每个医生的成长过程都会经历许多挑战,也会有不少的搭档。 我是幸运的,在刚开始做小医生的时候,遇到了宽容的上级让我处理病人,遇到了自带"锦鲤体质"的搭档,还有当时最好的老师——书籍,帮助我幸运地闯过了一关又一关。而这些抢救的经历以及抢救成功之后带来的自信和成就感,让我在之后的行医过程中特别喜欢具有挑战性、富有抢救意味的病例。

顺便说一句,我那位搭档护士和我们科另一位医生擦出了"火花",几年以后两位喜结连理,我还担任婚礼的司仪,向这位曾经的搭档"福将"送上了我的祝福。

沟　通
——久病必成医吗

一天晚上我值班，本来已经睡下了，但是心内科的值班总是睡不踏实。果然不久后，护士来敲门，说急诊有个患者，请急会诊。我大致问了下患者的症状，护士含糊地说好像是室速，我赶紧披衣起床赶到急诊。

那晚急诊值班的医生见到我说："崔老师，患者是自己来的，虽然是室速，但频率不是很快，意识也清醒，血压也好的，我已经用了心律平去抗心律失常，复律了。"

"啊？为什么要用心律平呢？有这么多药呢！"我有点诧异。

"这位医生，是我让他用的。"患者在一旁说道。

"你让他用他就用啊？"我问。

"是这样，我这个病其实年轻的时候就有，隔段时间发一次，发的时候人特别难受、很晕，只要躺下就会好一点。后来送到上海某大医院，确认是室速，当时推了心律平一会儿就好了，所以我每次都是推心律平，一针不行就推两针。"

我转头问急诊医生："那今天推了多少？"

"今天推了一针,但是这位患者要求再推一针,我觉得不行,所以把你叫来会诊了。"急诊医生回答。

我马上想到另外一个和他差不多的患者,也是从小得了一种病,然后对这种病有了一定的了解,他们会很熟练地跟医生交代病情,这样省了很多时间。

那次碰到的是一位快 20 岁的小姑娘,来的时候心跳只有 40 多次/分,急诊的医生一查是个Ⅲ度房室传导阻滞。于是急诊医生把我叫去会诊,我一看确实是Ⅲ度,挺严重的。可小姑娘说:"没事儿,我今天不是为了这个事来的,今天是为了肚子痛、拉肚子来的。"

我说:"拉肚子啊,那也可能是病毒性心肌炎之类。"

小姑娘不以为然地说:"我从小就有心肌炎,当时医生说不想给我装起搏器,因为从小就装的话,我这一辈子不知道要换多少个起搏器,吃药的时候我的心跳可以好一点儿。"

"你吃什么药?"我问她。

"我吃阿托品。"小姑娘说。

"阿托品你还买得到吗?我有些患者想用这个药找不着。"我问。

小姑娘点头,"有啊!在××路的那个医院就有配呀。"

"是吗?那你今天怎么回事?"我问。

"我今天没吃药,因为身体不好拉肚子了,所以我担心这个药会不会加重病情。"小姑娘回答。

我问:"你这个药吃了不但不加重,可能还对拉肚子有好处呢！你是因为没吃药心跳慢是吧？"

"是的。"她点点头。

我追问："那你有没有过晕厥、黑矇、眩晕？"

小姑娘忙说："都没有，都没有。"

我对急诊医生说给她些治疗腹泻的药，心动过缓是慢性的，让她赶紧回去吃药。

其实这样的患者倒是可以省了很多时间，但是这位自己来急诊的患者却让我们费了一些周折。

我对躺在床上的患者说："现在用药后已经过去半小时了，没有转回来，我建议直接用电复律。"

患者小声说："那你是要'打'我一下吗？我好怕。"

我安慰他："我们会给你用点麻醉药物，这样的话你不会有什么感觉。你虽然没有晕过去，但是室速持续的时间越长，你的心脏会受到损伤，而且可能恢复的机会就越小。"

患者还是觉得怕，问我："医生，你能不能不要用这个电的方法，再给我用点药。"

我考虑了一下："那行，我再给你用另外一种药，但是两种药用下去的时候，很有可能当你恢复时心跳会慢。"

患者坚持："我不要用电，我还是要用药。"

于是我上了胺碘酮150毫克静脉推注，心跳还是没有回来，再推150毫克，一共300毫克推下去。当我准备用维持剂量静滴的时候，患者突然说："医生，你还是用电吧，我感觉吃不消了。"

我心里"咯噔"一下，都说病情要跟患者沟通，他们有知情权、选择权，但这个时候就把医生逼到非常尴尬的境地了。我用药物给他处理完了，他的心脏受到抑制，如果再用电复律，心律回来之后很有可能会心跳太慢，但是不用电复律，确实也没有更好的方法。我只能忍着气，对护士说："行，准备电复律，去准备安定。"

护士把除颤仪推到床边，我让她给病人换一套电极，把除颤仪上的电极接上，这个患者的QRS波还是非常清晰的，人也没有晕厥、休克，我考虑用同步电复律*。

护士很快就换好了电极，并推好了安定，患者昏昏沉沉地睡去，我仅用了200焦耳，一次电复律就成功。不出所料，回过来的是一个没有P波的心律，也就是说受到了刚才药物的影响，这位患者自身的心率受到了抑制。还好心率没有低于50次/分，但是他的心房是静止的，是一个交界性的逸博节律，逸搏是人体的一个备用起搏点。我心想："还好年轻啊，年轻就是好。"

我关照急诊医生："你看着吧，他的心率会慢慢地升上来，实在不行你用点异丙肾，再不行叫我来装临时起搏器。"

我回到自己的值班室，过了一小时，急诊的电话来了，说心率上升到70次/分了，P波也有了，患者要求出院。

---

* 同步电复律，即放电打在心跳的这个波形的顶点上，以免打着易损期产生室颤，引起不必要的心律失常。

其实，如果他很配合的话，可以在最初的半个小时之内就获得明显的缓解，而不是拖了近两个小时才把一个室速转回来，还好他发的是那些不致命的室速，没有引起血流动力学障碍，没有休克、晕厥，要不然的话，天知道会发生什么……

我觉得这样的病情应该住院进一步治疗，但和这样的患者交流，他会有非常固执的想法。我交代急诊医生最好和他以及他的家属谈话以后签个字，如果他执意走的话就出院，但是希望他还是到心内科的门诊看一下，把以前发作时的心电图都带上，我们仔细分析一下他是什么样的室速。有些是可以通过射频消融的方法进行处理，以后再不会发了，也请告诉他，**疾病是会千变万化的，不是一成不变的，不要用以前的老经验去处理新问题。到了医院应该充分相信医生，医生会根据现在的变化，使用最合理的方案。**

焦 虑
——器质会生病，情志亦会

作为一名心血管医生，平时很少看妇科病，但你能想到我在给一个女性病人看胸闷、心慌、早搏的时候，顺便把她的不孕症看好了吗？

这是好几年前的事了，记得那时我一个同学带他的表妹来看病，他表妹表现出胸闷、心慌，老觉得心里咯噔一下，并且睡不好觉，经常做梦。当时我一看就觉得她不仅仅是心慌的问题，很有可能情绪也有问题。

检查结果出来，早搏倒是不多，属于心慌的症状很严重，但是实际上心律失常很轻的那种情况。于是我进一步问诊，终于发现了她的症结所在：结婚一两年了却一直没有怀孕，身边的亲戚朋友又总是催他们快点生孩子，但是她羞于启齿，又不敢去看医生，觉得自己真的得了不孕症，所以内心非常着急，以至于后来觉也睡不好，还出现了胸闷、心慌的症状。

我一听她的症状，就知道她是焦虑了，但是这女孩年纪不大，还不到生不出孩子该着急的年纪。

我说："没事，你先不想怀孕这件事。你现在身体不好，生了孩子也养不动。"我也跟她的家属说："最近呢，就别跟她提这事了，咱们先把这个心脏的问题看好。"我给她用了安神的中药，没过多久，她睡觉好了，胸闷、心慌的症状也消失了。

她很高兴，决定去看一看自己到底有没有不孕的问题，夫妻俩都去了上海蛮有名的妇产科医院做了检查，结果男方没问题，女方确实有输卵管堵塞的现象。

家里人一商量说："既然这两年都没怀上，我们也查出来确实是有输卵管堵塞的问题，那我们就做试管婴儿吧。"

接下来一段时间，她就忙着去辅助生殖中心做各种准备，促排卵、人工授精等，一直没来复诊。

直到有一天，我的同学突然打电话给我："老崔呀，明天我妹妹要来你门诊看病了。"

"她这次看啥呀？她怀上了？"

"哎，别提了，准备了几个月，昨天胚胎植入以后，她突然就出现坐立不安、胸闷、心慌的症状，直说受不了了，要吃药，翻箱倒柜地找药吃……"

她找到了当时我给她备的镇静药，其实是一种苯二氮䓬类的药物——阿普唑仑，一片药下去半小时后人就平静了。然后她对所有家里人说："你们谁也别指望我生这个孩子了，我今天吃了这个药，对孕妇来说是 D 类的药，也就是说对胚胎是有不好的作用，就算怀孕了我们也不能要。我明天还是要去看崔医生，我受不了我心脏现在这个状态，我根本不可能要孩子……"

第二天她来我的门诊，我安慰她说："你说得对，只有妈妈的身体好了，孩子才会身体好，对吧，所以我们先不去管怀孕的事了。"但是鉴于她是第二次焦虑发作，这次我在中药的基础上又加了抗焦虑的西药。

过了两周左右，她的病情又好转了，然后每次都很高兴地过来复诊。

"崔医生，我没什么事了，你给我配点药就行了吧。"

"行，不过都说心宽体胖，吃这些抗焦虑药的同时，你还要注意加强体育锻炼，不要让体重上去了。"我叮嘱她。

"好的，我懂了。"她点头。

结果三四个月以后，她又来复诊。

"你好像有点胖了。"我看了看她。

"崔医生啊，我怀孕了。"她说。

我有点惊讶："你不是输卵管堵塞吗？"

她说："我也不知道呀，我这个月月经没来，然后又觉得自己长点肉了，就想是不是胖了以后影响月经了，结果前两天一查真的怀上了。"

我笑了："怀上是好事啊，以前就是因为这个事引起你情绪的波动，而且还大费周折去做人工授精。现在自己怀上了，多好的事啊！"

她点了点头："是啊，我觉得有点不可思议，这不正是有心栽花花不开，无心插柳柳成荫吗？"她又问："可是我现在在吃抗焦虑的药，它会不会对孩子有影响，我到底要不要停药呢？"

"你还是去妇产科医院咨询一下产科医生吧。"我建议,毕竟我不是个产科大夫*。

结果她去看了以后给我的反馈,产科医生告诉她药继续吃。她坚持吃了几个月药,最后足月产下一个孩子。

生完孩子以后,她拿着喜糖来找我:"崔医生,我生完孩子了,这个药还要吃吗?"

"产科医生怎么说?"我问她。

她说:"产科医生说女人生完孩子容易产后抑郁,建议我再吃一段时间。"

我点头:"那你就继续吃吧,吃了这个药你就怀上了,继续吃说不定你可以更好地度过产后这段时间。"

"这个药我怀孕的时候都能吃,肯定副作用不大,我就继续再吃吧。"她说。

再后来她就没有定期来看诊,只知道她生活得挺好,孩子也挺好。

每位医生在行医过程中都会遇到各种各样的趣事,有时候可能并没有往这方面想,却得到了这方面的结果。但是医生应该善于总结,我在想她为什么会怀孕的时候,突然想到了一个民间说法,一对夫妻如果生不出孩子,有时候领养一个孩子,

---

* 其实所有的药物对胚胎的影响在早期都是存在一个叫"全"或"无"的现象,也就是说要么完全没有影响,要么影响很大,一般会造成自然流产。

第二年就能生出孩子了,为什么呢?关键是情绪焦虑,当他们领养了一个孩子以后,就对生孩子没那么急迫、焦虑,一放松就有可能制造很好的体内环境。

焦虑的时候,体内神经系统、内分泌系统等都是紊乱的,妇科排卵之类的生理现象都可能是紊乱的,而且我们身体里面其实有很多的管道器官,比如说食管、胃肠道、心脏的血管、输卵管,这些管道上都有平滑肌。当我们很焦虑的时候,管道状的器官就可能会发生痉挛。气管痉挛就会出现哮喘,血管痉挛就会血压升高,因此哮喘、高血压都是心身疾病。胃肠道也会痉挛,会导致吃不下饭、肚子痛,容易拉肚子,肠易激综合征就是这么一回事。同理,输卵管也会痉挛。

当她去做输卵管造影的时候,其实很有可能并不是输卵管不通畅,而可能是正处于痉挛状态。而当她吃了抗焦虑的药,放下了执念,全身紧绷的状况放松了,所有痉挛的地方都松解了,精子和卵子也就很开心地拥抱在一起,就有了他们爱的结晶。

中医理论认为疾病有外因、内因、不内外因,而内因里面情志是属于非常重要的一环。**医生看病时,除了看本身的器质病变,一定不要忘记也要看看病人的情绪,照顾一下他们的内心。**

酒　瘾
——对物质的过分依赖会损害健康

记得有一天，我在门诊时突然涌进来了一大帮人，我说："怎么那么多人进诊室？"

他们说："我们都是家属，带弟弟来看病。"

我一看，中间是个走起路来很吃力、有点喘的男人，头发凌乱，身上的衣服很旧，似乎也不那么干净，穿着双拖鞋，脚很肿。

我问："你怎么不舒服？"

他说："现在一走路就喘，脚也很肿。"

我问周围的人："他是你们什么人呢？"

旁边一个人说："他是我们弟弟，这是他大哥，这是二姐，这是大姐，他是最小的老六，没结婚，平时都是我们在照顾。"

我觉得十有八九是心衰，和家属们说："这个情况还是住院吧！"家属们都表示能住院最好了。

住到心内科之后，心超检查提示：心脏扩大、心肌变薄、收缩力下降，很明显是心脏衰竭。由于既往病史和检查都没有提示高血压、糖尿病、冠心病，很多因素都没有，所以我们只能给他打一个排除性的诊断——扩张型心肌病。

经过抗心衰治疗没多久，病人就精神了很多，浮肿虽然消退了，他的脸还是很红，脸颊和鼻子上，血丝分布得挺多。我开玩笑般地跟他说："你怎么有个酒糟鼻啊？"

他心虚地笑了笑："嘿嘿，医生，我平时喜欢喝一点。"

听到这我想，他这个心脏病会不会是喝酒引起的？我就问他："你每天喝多少啊？"

他回答："也没多少，我不挑，有什么就喝什么。"

我继续问："那你天天喝啊？"

他说："天天喝，但我每天就喝一点点。"

我想，病人不会承认自己酗酒，就等他家属来了再问吧。

这家人真是非常友爱，出院那天又是一大家子一起来接他回家。我问家属："他平时喝酒吗？"

家属一脸无奈："医生你真问到点子上了，他就是喝酒厉害！前两年下岗了，买断工龄的钱全被他喝光了。喝得厉害的时候，他那个屋子里都没法下脚，全是啤酒瓶，一不小心踩到还会摔一跤！"

我明白了，这个人可能是酒精性心肌病[*]。我叮嘱他以后别喝酒了，也让家属多看着点，管吃管喝可以，但是不能给他钱买酒。

这个病人就住在我们医院后门的古玩一条街上，叫东台路。出院以后的日子里，我在上班路上还碰到他好几次，他和我打招呼，我问他喝酒了没，他笑着说："没喝没喝，很久没喝了。"

我想，这个病人依从性还可以，并且告诉他再喝酒又要像上次那样了。他满口答应："知道知道，那时候生病多难受啊，不喝了不喝了。"

有时候让一个人戒除一种物质依赖，往往需要生一次严重的疾病。这个病人很幸运，生了大病，恢复得还可以。

过了一段时间，再次遇到他又是在我们监护室。当时管床的金医生跟我说："崔老师你今天不在，你不知道！这个病人一进诊室，我就闻到一股强烈的臭味！然后就看到他头发全是黏在一起的，衣服上污秽不堪，他整个脸都是肿的，还很喘，被一大家子人用轮椅推进来。"

当时家属说："我们打了他两天电话都没人接，就想到他家里看一看，结果去了发现人是躺在地上的，大小便都在身上，也不知道几天没有出门了，身旁都是酒瓶。邻居说好几天没见他下过楼。"

---

* 酒精性心肌病是一种特殊类型的心肌病，是因为酒精对心肌产生损害，心肌收缩力下降，心脏扩大，从而引起心力衰竭的症状。戒酒以后，这种心肌病恢复得很快，心脏的收缩力也有所恢复。
酒精性心肌病主要发病人群是 30～55 岁的男性，一般发病者都有 5 年以上的酗酒史（世界卫生组织的诊断标准：酒精摄入量女性＞40 克/天，男性＞80 克/天，五年以上）。判断该病的主要依据首先就是患者有长期大量饮酒的经历，继而出现心脏扩大、心力衰竭。在此基础上，若能排除其他心脏病的发病原因，即可考虑是该病。

金医生对家属说："救他可以，但现在这样实在是不适合进监护室，你们马上找个地方帮他洗干净，头发也剪了，再住进来，要不然整个病房的患者都要逃走的。"

家属立马就近找了个地方给病人洗干净了，住了进来。我问金医生："他还认识你吗？"

金医生说："认识的。"

正说着就听到那人喊："崔医生你来了啊，我听到你的声音了！"

我站到他身边，问他："你怎么又喝酒了？"

他不好意思地说："嘿嘿，我其实就想喝一点点，后来没控制住……"

我说："那你怎么喝酒喝得都不出门了？"

"喝多了就睡着了，睡醒了就口渴，口渴么旁边正好又有瓶啤酒，我就又喝了，然后又睡了……"他的声音越说越轻。

我想，正常人可能无法想象当时他那种行径，而且他说话的时候，语速明显很慢，反应也很迟钝。

我叮嘱他："你进来了就好好治疗，不过这次出院回家，你再不把酒戒了，命迟早得搭进去。"

现在回想起来，应该直接把这个病人送到精神卫生中心进行物质依赖的戒酒，因为靠一个人的毅力去戒酒，确实很难。

我对他说："今天晚上我值班，你就放心吧！"结果半夜，护士把我叫了起来，说新收的那个"酒鬼"发神经了！

我赶紧冲到监护室，看到他把身上监护仪的电极片全部撕掉，非常惊恐地看着对面的护士，嘴里还发出"吼吼"的声音，还不停喊着："别过来，不要过来！"

我知道，他已经发展到酒精性脑病，出现谵妄的情况了，认为所有人都是来害他的，就像被害妄想的症状一样。

我走过去看着他说："你认识我吗？"

他抬头看了我一眼，慢慢地全身绷紧的肌肉一点点松下来，哭着说："崔医生啊，你可来了，他们都要害我！"

我说："怎么可能害你呢，她们都是我叫来的，你放心吧，现在睡到床上去。"

我还没说完，他已经瘫软到地上了。我们赶紧和护工阿姨一起把他搬到了病床上，他两只眼睛还是惊恐地望着我们。我想，酒精不但侵蚀了他的身体，还侵蚀了他的灵魂……

住院时期其实就强制戒酒了。这次他住了2周，病情又好利索了，一家人又把他接回去了。

之后，他还会断断续续地来看门诊。有次我问他大哥："你弟弟戒酒了吗？"他叹了口气说："其实我们都有点愧对他，你看我们每个人都成家立业了，他最小，就留在父母身边，父母身体不好，是他一直照顾。后来父母去世了，他也没成个家，然后又下岗了。他一个人挺可怜的，所以他想要什么，我们就给他买，我看他这辈子也就这样了。"我看着他哥哥，也是很无奈。

就这样过了一段时间，有一次我在路上碰到他姐姐，看到我就跟我说："崔医生，谢谢你之前给我弟弟看病，不过我弟弟走了……"

我问她:"怎么回事?"

他姐姐说:"这次又是几天打不通他电话,赶去看他的时候,他躺在地上,不过这一次没机会再送来医院了……"

世界卫生组织提倡戒烟限酒,因为烟确实百害而无一利,除了短暂地提升精神兴奋以外,没任何好处。而酒却有着很多的社会功能,我平时也喝点小酒,但是不要以为医生喝酒就代表这是健康的行为,我只是压力大的时候也想与三五好友喝一点酒放松一下。**酒喝多了,肝受不了,心也受不了,灵魂也受不了!**

共 情
——倾听和暗示的力量

有一天我正在查房，突然病房外面冲进来一个人大喊："医生快救命啊！"我以为病房里的病人出什么事了，赶紧问他什么情况？

他说："我老婆在B超室门口昏过去了！"我心想这是个大事，赶紧从8楼一路跑楼梯到了2楼B超室，只见门口围了一大堆人，走近一看，门口的长椅上躺着个病人，双手举得高高的，大口喘气，不说话，也不动。我问家属："她怎么了？"家属说："我不知道呀，她突然就倒下去了，手脚完全不能动，也不能说话。"

我看着病人说："你现在说不了话，如果听到我说话就眨眨眼睛。"病人乖乖地眨眼睛，这时候旁边的病人们七嘴八舌地说："她本来就是个病人，B超医生还对她态度那么凶。"家属附和说："是啊，我老婆得了乳腺癌，这次来复查做B超，看到有人插队就说了两句，B超大夫还对我们凶，结果没吵几句，我老婆突然倒了下去，变成这个样子了！"

我正问着，出来了一个医生，手里拿了个一次性杯子，里面装着水。

我问:"你是?"

这位医生说:"我是B超医生。"

我心想:这杯水还是别让她递过去了,病人看到她又要激动了,便对她说:"你先进去吧。"我接过杯子,下意识地就喝掉了,毕竟一口气从8楼跑到了2楼,还真是有点渴。这时候围观的病人们就说:"你这个医生怎么回事啊?人家是倒给病人喝的,你怎么喝掉了?"

我回头看了他们一眼,说:"她现在需要的不是这杯水,而是需要我给她治疗。"

围观的病人都不吭声了,家属拉着我的手说:"医生你行行好,快救救她吧!"

我心想:我又碰到癔病*了。这个病人出现了分离性运动障碍。如果碰到懂行的人,有时候通过心理暗示疗法就能迅速好转。

我以前在急诊的时候,也碰到过癔病。病人是一位年轻女性,来了以后说:"医生救救我,我的手……好像……不能动了!"

我问她:"不能动之前你在干什么?"

---

* 癔病医学上叫做分离性障碍,临床可表现为分离性遗忘、分离性漫游、分离性木僵、出神与附体障碍、分离性运动障碍、分离性抽搐、分离性感觉障碍。

她说:"我刚刚跟老公吵完架,气得我直哆嗦,然后就觉得手不能动了,我肯定是中风了!"

我给她做完神经系统检查以后,心想:很有可能是癔病。于是,我让护士准备葡萄糖酸钙,然后对她说:"我有一支'特效药',但是不一定对你有效,我现在让护士把这支药推注到你身体里面,你要是觉得浑身发热,那就有救了,如果没有发热,可能这个手就一直瘫痪下去了。"

她激动地说:"医生,你赶紧用,赶紧用啊!"

我补充道:"用这个药,估计半分钟之内就会发热。"然后就开始让护士给她推注葡萄糖酸钙,一边推一边数数,大概数到30的时候,问她:"热了吗?"

病人回答:"热了热了热了!"

我又说:"那你动动手呀!"

病人惊讶地看着自己的手居然动了,马上问我:"医生,我怎么能动了?"

这其实就是一个最简单的暗示疗法。

回到原来的故事,方法是有了,可是我的道具——葡萄糖酸钙呢?完了完了,旁边啥都没有,突然我想到了老祖宗最拿手的方法。

我看着病人说:"你能听到我说话是吗?"病人眨眨眼。我又说:"你这个问题就是某个地方的气血堵住了,我只需按一个穴位,如果按下去你觉得又酸又胀,就会好,如果没有感觉酸胀,那我可能也救不了你。"

只见她瞪着眼睛看着我，然后拼命地眨眼睛。我说："只要你感到酸胀，1分钟就会好！"我找到了她的膝眼下三寸，胫骨旁开一寸，这个穴位叫足三里。我用大拇指狠狠地按压，只见病人一个劲皱眉，我知道有效果了。

我问："是不是感到又酸又胀？"她眨了眨眼睛。

我又说："现在开始数数，15秒……30秒……45秒……1分钟，好，把手放下！"

她的手一下子就放下了，我问她："好了吧？"

病人开始说话了："好像是好了，但是我的脚呢？"

我说："脚也好了，你动一下试试！"病人马上动了动脚踝，好了。

我告诉她那就是完全好了。这时候病人"哇"地哭了出来："医生谢谢你，我好惨的，我得乳腺癌这么多年，都不想活了。今天到这做B超，我已经很累了，还和医生吵了一架。"

我安慰她说："我知道你得了大病，情绪总是不太好的，我们应该多关心关心你。"

这时候病人家属对我说："医生，谢谢你救了我老婆，但是她为什么会变成这样？你怎么把她治好的？"

我看了看现场围观的人，看了看病人，觉得还是不要把真相告诉他们了，否则这个病人很有可能又要倒下去了。

我说："这个你可能不懂，我用的这个是穴位疗法，名叫推血过宫！"我也不知道脑子里怎么突然间蹦出了武打小说里才有的名词。

围观的病人们马上说:"对对对,他是用穴位来治疗的,你看效果多好啊!"我心想,今天祖国医学又帮了我一个大忙,虽然足三里这个穴位和病人这个疾病不一定有直接关联,但却可以给她一个很好的暗示。

很多人都会否认自己的心理问题,总觉得是自己想得太多了。有些医生会跟病人说:"不要想太多,放松一点。"殊不知一个经过训练的心理医生,往往不会叫别人放松,因为很多疾病都有物质基础,并不是想放松就能放松的。

作为医生,应该充分去倾听、共情,然后找到问题的所在。当然,如果碰到紧急的情况,"装神弄鬼"的事也可以做一点的。

育 才
——他们眼里的光芒

当医生最有成就感的时候是什么时候？可以是帮助病人缓解了痛苦的时候，也可以是看到了学生眼睛里的光的时候。

一次教学查房之前，我在病房里挑选病人，路过一间病房门口的时候，突然发现其中 32 床病人的两条腿伸出床外很多，一动也不动。我意识到这是一个很有趣的病例，于是我决定就把 32 床当作今天的教学病例。

之后，我带着一大群实习生走到病房门口，让大家停下来，问："大家看到了什么？"

大家说看到了病人的腿在床的外面。我接着问："她的腿为什么会从床架的空隙中伸出来呢？"

大家刚开始不回答，然后有人小声说："大概睡着了吧。"我笑了笑，鼓励他们继续说。

"是不是中风了不能动？"另一个学生说。

"好！有想法。那一会儿你去看她有没有肢体外翻的情况。"我说。

突然又有个学生说："脚伸出来凉快！"顿时引起大家的大笑。

我摆了摆手说:"今天是教学查房,希望大家一点一点地把看到的症状进行推理,找到原因。好,那我们现在看到一个不合理的现象是这个病人的脚伸出来很多,容易把人绊倒,而这个伸出来的部分呢并没有看到肢体外翻的情况,并不是一种肌无力的状态。所以这个人不是中风。"

接下来我们走进了房间,来到了床前,准备询问一下这个病人的情况。这是一个老年女性患者,她醒着,但看着我们的时候没有表情。我问她:"阿婆,你为什么要把脚伸出来呀?"老阿婆看着我摇摇头,嘴巴动了动好像在说什么,但是听不清楚。于是我又问了一遍,她还是声音很轻。

这时候她的护工回来了,我们问护工阿婆为什么这么睡?护工说:"刚才吃饭我把床摇了起来,但是阿婆吃得太慢了,人慢慢地就滑下来了。我去把饭热热回来再继续给她吃,忘了把人往上搬一些了。"

这时候我又向学生们发问了:"她人滑下来以后,没有能力自己回去,这叫什么体位?"

一个同学说:"被动体位。"

我说:"对,我们的体位有主动体位、被动体位、强迫体位。这个阿婆属于被动体位,因为她不能自己回到原来的位置。"

我顿了顿,接着说:"这个病人目前给了我们三大提示,第一是被动体位,其他的大家能说说看吗?"

大家你看看我,我看看你,没人说话。

"大家有没有注意到她看到我们这么多人的时候有没有什么反应?好像什么反应也没有,挺淡定的,而且不仅仅是淡定吧,像这种没有表情的面容应该怎么形容?"我提醒道。

"面具脸!"有学生回答。

"对!"我鼓励地看着这些学生。"当我们形容一个人脸上没有表情的话,我们会用无欲貌、表情淡漠、面具脸来形容。"

我继续问:"你们再想一想,刚才还有第三个信号大家有没有抓住?"

我看着学生们思索的表情,缓缓地说:"护工刚才去干嘛了?热饭去了。为什么要热饭?因为吃得慢。"

"吃得慢也是个信号吗?"有同学疑惑地问。

我说:"当然是的,她不仅吃得慢,而且注意她说话时候的样子,她的声音很轻,反应很慢,这说明了她从声带到食道都处于紧张的状态。"

我看着同学们恍然大悟的表情接着说:"这三大信号都提示了一点,这个人肌肉的张力很高。人滑下来以后,她没有办法让自己屈曲再爬上去;她脸上的肌肉也没有办法放松;她内脏的肌肉也很紧张,以至于她说话声音很轻,吃饭很慢。所以我现在想做一个检查,我应该做什么?"

有同学回答:"老师,你既然说她的肌肉张力高,应该做肌张力检查。"

"对!你说得很对。"我竖起大拇指。

于是,我抬起病人的手做了一个前臂开合的动作,明显感觉到有一个齿轮样的肌张力增高;又做了一个腿部的肌张力试验,发现肌张力同样增高。

我说:"现在有了第四个证据,这个人的肌张力增高,大家看到这个典型的齿轮样的改变,会想到什么病?"

"帕金森!"好几个同学异口同声。

我说:"对,现在从头到尾串起来,大家是不是就能对这个人的疾病有一个全貌的认识?"

我接着说:"帕金森又叫震颤麻痹,有些人表现为手抖,有些人表现为肌肉麻痹,而这种情况可以表现在外周的肌肉,包括脸部、四肢,病人会出现面具脸、动作僵硬、不能翻身折返、走路开步非常困难、行走比较缓慢等症状。另一方面可能表现出内脏肌肉的麻痹,出现构音发声比较弱、食道蠕动减弱以至于难以下咽食物、肠道蠕动减弱以至于出现便秘乃至肠梗阻。"

学生们一下子热闹起来了,都在说:"哇!怎么看一双腿就能看出毛病来,真是太棒了吧!"当时,他们的眼里充满了一种恍然大悟、若有所思,而且非常兴奋的光芒。

我总结道:"其实我们每一次去诊断疾病的开始都是发散性的思维。当我们看到某一个不合理的症状时,比如说今天这个病人的腿为什么伸出来这么一个现象,你会发散地想很多,大家刚才也猜测了是不是中风。然后又看到了病人的脸和说话时的样子,其实这个方向已经缩小了很多。接着护工不经意的一句话,又把这个方向对准了神经系统疾病,最后再通过体格检查来证实是不是这个疾病。当然,还要做一些鉴别诊断。"

我看着学生眼睛里的光芒,说:"中医说,望而知之谓之神;但每一次好似神奇的未卜先知往往都是细致观察和分析的结果。"

这是一个刚入院的新病人,后来跟家属了解病情时得知,她有帕金森综合征,入院前在家里自行停服了药物,出现了开关症状*,一下子人就僵住了。一般情况下,如果帕金森早期治疗得当的话,效果会非常立竿见影,到后期会出现病人对药物逐渐耐药的现象,这时就越来越难治了。我们把药物调整了一下,让她继续服用,当天吃午饭的时候病人就能在护工的搀扶下在走廊活动了。

现在有句话叫"劝人学医,天打雷劈",大家都觉得学医太苦了。可是如果有一天,学医数年的你下临床接触到了病人,看一眼就基本猜到这个病人大概怎么回事,然后一点点抽丝剥茧地把病诊断出来,那种恍然大悟、若有所思又特别兴奋的感受,你会觉得,学医真是学对了。

作为一名老师,我一直觉得,对学生最好的教育,不是去教他们记住多少知识点,因为能考上医学院校,并且又是七至八年制的学生,都是在高考考场上从千军万马里"杀"出来的人,记忆、背诵对他们来说不是难事。关键的一点是让他们激发自己对医学的浓厚兴趣,只有兴趣才是最好的老师。有了兴趣以后才会

---

* 指患者在突然停药后出现类似开关被关掉的情况。

自己主动去学习,而不是老师逼迫着他去背某些指南。

还有,一定要教会医学生们临床诊断的思维方式。**不管是演绎还是归纳,思维方式就是一个人处理事情的条理**。我有两个学生毕业以后并没有做医生。当初她们跟我说明了想法后,我的回复是:"你在我这儿训练了几年的临床思维,在任何地方都会有用,它让你会处理问题,可以推导出事物的本质,并且用思辨能力去考虑问题。"

所以学了医,干不干这行都没有问题,能把医学学好还有什么东西干不了呢?朋友们,有机会还是来学医吧。

解　谜
——诊断疾病就如抽丝剥茧

我既是一名临床医生，也是一名医学院的老师，我教的课程是《诊断学》和《内科学》。二十多年的教学生涯让我深深地体会到了四个字——教学相长，教学经历让我拥有了比一般的心血管专科医生更加广阔的视野和临床思维能力。

我记得有一次，我一个好朋友打电话给我说："我妈妈最近总是肚子痛，能给看看吗？"

我说："能说得详细点吗？疼在什么部位？"

他说："在肚子的右边。"

我追问："疼的部位在肋骨那儿吗？"

"有时候是，也有时候会靠下面一点。"

腹部检查里对位置有一个九分法，这位老太太的疼痛位置应该属于右上腹和右中腹的范畴。

那么从解剖来说，这个部位表面有皮肤、肌肉和神经，里面有胆囊、升结肠以及输尿管，这些器官受到影响都有可能出现腹痛。

我开始逐个排查，问："皮肤上有疹子吗？"他说："没有。"

我又问："吃油腻的食物以后会疼痛吗？"他说："不会。"

我接着问："疼痛发作的时候会影响排尿吗？就好像排尿突然中断，或者是有血尿甚至疼痛向会阴放射吗？"他还是说："没有。"

那我说："暂时我也想不到其他的，按照我的思路你先去皮肤科看一下有没有带状疱疹，然后做腹部B超看一下胆囊，再做肾和输尿管B超看一下有没有结石，查查看有没有因为症状不典型所以漏掉了。"他说："好。"

过了几天，我的朋友又打电话来说："我们按照你说的都查过了，胆囊好的，输尿管也好的，皮肤上也没有任何的问题。现在医生也没给什么治疗，但是疼得厉害，所以只能在附近的诊所打打针灸。"

我说："那就再观察两天，有时候带状疱疹会先有疼痛，过几天疱疹才会发出来。"

结果又过了一周，他打电话来说："还没好，疼痛还是一阵一阵地发作，并不是一直疼痛，但发作的时候很难受。"

我说："那这样吧，你带着你妈妈来我这看一下，就算我不能诊断这个情况，起码有一个思路推荐你去相应的科室。"

于是第二天，他带着他的妈妈来到我的办公室。我说："阿姨请坐。"结果阿姨在坐下的时候突然说："哎哟！肚子好痛！"

我赶忙说："是什么样的痛？"

阿姨说："痛的时候就像，就像触电一样。"

那我说："来，你来指指看哪里痛？"

她指向了腹部的右侧。我看了一下皮肤没问题，摸了一下腹部是软的。

我说："什么时候会痛？"

阿姨说："我也说不准，有时候坐下来会痛，有时候站着也会痛，有时候躺在床上也会痛。"

我追问："痛的时候怎么做会好一些呢？"阿姨说："不清楚，不痛的时候挺正常，但每次痛就像触电一样。"

于是我说："我们去病房找个检查床，躺下来仔细检查一下。"

阿姨站起来的时候突然说："刚刚又痛了一下！"

我问："是不是每次痛的时候都有体位变动啊？"

阿姨说："这么一说好像是。"

"好，那我们先躺到床上去吧。"我说。

结果阿姨坐在床上躺下时，突然又说痛，躺平了就不痛了，再坐起来的时候又说痛。由此我确定了一件事——右侧中上腹触电样疼痛跟体位变动有关。

已经排除了胆囊炎、肾结石、带状疱疹，但还是像神经痛。但神经痛为什么会与体位变动有关呢？体位变动会影响哪些神经呢？我边思考边想象一个人站起来又坐下去，坐下去以后又躺下去。脊柱！我脑子灵光一闪，马上想到她会不会是脊柱出问题了。当体位变动的时候脊柱受压，以致引起了腹痛。

在《诊断学》里有一章专门讲各种神经反射，其中有一个现象是腹壁反射，我怀疑是不是阿姨的胸椎出了问题。我让她坐直，然后把一只手垫在她的头顶，另一只手握成拳状，往下轻轻地一敲——这是间接叩击痛试验。

我一敲，阿姨叫道："哇！肚子又痛了。"这下说明真的是脊柱有问题。然后我再顺着她的脊柱一节一节往下摸，当我检查到第八胸椎的时候，阿姨又叫了起来："哇！好痛！"

我知道找到地方了，于是我问："最近有没有摔过跤？有没有不当心一屁股坐在地上？"

阿姨回答："没有摔过跤，就是有一次我错误估计了凳子的高度，坐下去的时候稍微用力了点儿，估计就是那次引起的。"

我又请来了我们神经科的主任，请她再检查一下，她非常同意我的判断，于是马上安排做了胸椎的磁共振，诊断结果就是第八胸椎压缩性骨折。至此，谜案破了，这个腹痛竟然跟腹部一点关系都没有，而是离得很远的地方——脊柱的压缩性骨折造成的。

虽然《诊断学》*里没有写，但是另外一个章节讲到的神经反射提到了腹壁和脊髓节段的关系。医学虽然是一个很复杂的系统，但是如果说掌握了医学的原理，可以以此推导。

---

*《诊断学》里讲到腹痛这个章节的时候有很多的分类。有从九分法的方法来搞清楚部位的，有从实质性脏器的破裂，包膜牵拉和空腔脏器的阻塞、扭转等方面分类的，有从炎症、出血、溃疡、穿孔等方面来分类的。书上也有糖尿病酮症酸中毒、铅中毒引起的腹痛等，但似乎没有提到由于胸椎骨折引起神经反射的腹痛。

经常有人问我,如果下辈子给你选择,你还会做医生吗?我说会。**医生在诊断疾病的时候有一种抽丝剥茧的感觉,仿佛成为福尔摩斯般的大侦探。而每次当破除了重重的迷障,搞清楚事情的本源并且解决了以后,又会给我很多、很大的成就感。**

当然,如果让我再加个附加条件的话,那我希望我既是临床医生,又是临床医学院的老师,这样的角色才是我最喜欢的。

记　忆
——别让生而带来的能力退化

如果说到更年期，你会想到什么？你可能会想到绝经以后的女性出现一阵阵地出汗、心烦气躁、情绪不好、易怒，而且身上各种不舒服的症状。我也曾经遇到过这么一位更年期的病人。

那天我查房，主治医生王医生说："崔老师，你看一下1床吧，她是因为晕厥进来的，可是我问来问去，她有各种各样的不舒服，像更年期一样！"

我说："你都觉得是更年期，还让我去看什么？"

王医生皱着眉头说："哎呀崔老师，你去和她解释一下，她可能就会好一点，我们去的话，她还会反复地来问我门。"

我说："你真碰到这种病人也没办法，再权威的专家给她解释，她估计也就是缓解稍多一段时间，但是过了这段时间，焦虑的人还是会来寻求安全感，反复地求证。好吧，我去看看！"

到了床边，病人早就坐在床头，巴巴地望着我来。她看起来只有40岁出头，还挺年轻，怎么会是更年期呢？我心中打了个问号。

我一开始问，她就开始不停地描述症状，这里不舒服、那里不舒服，还有出汗、失眠。讲着讲着她突然说："崔医生，你知道我最不舒服的是什么吗？我会莫名其妙晕过去！"

我说："说说看，你是怎么晕过去的？"

她说："就有时候感觉走路特别累，还有点喘，这种感觉还会一天天加重，有时候喘了两个礼拜就突然晕过去了，醒过来以后好像会好一点，然后又会出现胸闷、气短、透不过气，这样的感觉持续两个礼拜之后又晕过去一次。"

我问她一共晕过去几次了，她说："已经晕过两三次了！"

我突然来了兴趣，看样子这不是一个简单的更年期病人，她说的症状属于晕厥的范畴，我脑子里马上出现了晕厥的分类和鉴别诊断。

晕厥最大的一类是神经源性的，叫神经反射性晕厥，包括血管迷走性晕厥、情景性晕厥、咳嗽晕厥、排尿晕厥等。最危险的一类是心源性晕厥，可能伴有严重的恶性心律失常、心脏停搏等情况。

当然，还需要和脑源性晕厥乃至与癫痫做鉴别。

我脑子里一边想着一边问："你确定每次晕之前都会感到累、喘不上气吗？"

她说："是的，而且越来越重，最严重之后我就会晕过去。"

我心想：这个好像和呼吸困难有关系，难道是它？

我记东西有点自己的小习惯，我看过的东西不但记得内容，还会记得当时看到某个事物一瞬间定格的样子，就像是一张照片一样，比如我看到《实用内科学》某一个疾病，它属于什么章节，我有时候认真回忆，还能说出页码，这个知识点在整个页面的左上角还是右下角。

《医学论坛报》是我那段时间特别喜欢的一份报纸，它有各种各样的报道——最新的临床研究结果、结果的分析、临床指南的更新。它经过新英格兰（英文）杂志的授权，会有一些疾病的概述，乃至一些奇怪病例的报道。

那段时间我正好看到一篇关于晕厥的病例，和这个病人很像。于是，我拿出听诊器进行心脏听诊，发现肺动脉瓣听诊区的第二心音特别亢进*。

我对王医生说："赶紧给她安排心脏超声，最好让沈医生做，看看她的肺动脉压力到底有多少？"

王医生说："好，马上就安排。崔老师，你觉得她有肺动脉高压？就是凭你听到肺动脉瓣第二心音亢进吗？"

我说："也不是，我凭的是她的晕厥史。"

王医生又问："肺动脉高压也会引起晕厥吗？"

我说："会，而且我估测她的肺动脉压力在55毫米汞柱左右。"

王医生一脸惊讶："啊？你连这都听得出来？"

我说："嘿嘿，山人自有妙计，天机不可泄露，先去做吧，

---

* 教科书里写到，儿童的 P2（肺动脉瓣第二心音）＞ A2（主动脉瓣第二心音），但是到了老年以后 A2 ＞ P2。

做完以后再说。"

当天下午,她们就把病人带去做了心超,做完以后,一群人冲到我的办公室,对我说:"崔老师你也太神了!"

我说:"这是怎么了?"

她们告诉我:"心超做出来了!就是肺动脉高压!"

我问:"那压力是多少?"

她们说:"53毫米汞柱!跟你估测的差不多,崔老师你一定要给我们讲讲,怎么去判断这个人是肺动脉高压,又怎么去估测她的肺动脉压是55毫米汞柱左右?"

我说:"其实晕厥是咱们心内科的'基本功',作为心内科医生一定要好好弄清楚。那怎么去弄清楚呢?除了看书、多看病人以外,还得多看各种各样的文献资料!"

我拿出了我每期都收藏的医学论坛报,找出讲晕厥病例的那一期,它总结了很多肺动脉高压引起晕厥的病例,然后我指给她们看:"在这篇文章里,总结由于肺动脉高压引起的晕厥,压力大概是在中度以上,也就是在60毫米汞柱以上,而这个病人虽然有过晕厥史,但现在还没有晕厥,也没有出现那种呼吸困难、走路气喘的现象,所以我估计她还不到60毫米汞柱,超过了她可能就晕了,但是她肺动脉瓣第二心音又很亢进,所以我估摸着可能接近60毫米汞柱了,就猜55毫米汞柱。"

我说:"其实世界上很多东西不是靠猜,是靠推理,而你能进行有效推理的根本,第一是充分掌握各种资料、证据,第二是有一个比较好的推理思路。"大家看着我,一边记笔记一边点点头。

这个病人确诊肺动脉高压后,我们马上将她转介到当时上海诊疗肺血管疾病比较有名的肺科医院,给她做了肺动脉的造影,明确是肺动脉栓塞。经过导管处理以后,她的肺动脉压力明显下降,再也没有发生过晕厥。

不过,她到底是怎么形成血栓的,确实不甚明了。记得当时我检查过她的小腿,不是下肢深静脉血栓引起的肺动脉高压,验血也没有风湿免疫指标的异常……

几年以后,王医生去妇科会诊的时候,又看到了她的名字,顺便打听了一下病史,原来她因为妇科肿瘤又住进了医院。当王医生把这个消息告诉我的时候,我又联想到:肿瘤有时候和许多血栓事件是相关的,不知道那时候是不是肿瘤引起的肺栓塞。这种条件反射式的假设已经深深地印在我的脑海里。

其实,我们每个人都有临床体格检查的能力,但比我们的先辈有所退步。以前仁济医院的郑道生教授被称为"东方一只耳",他能够用听诊器听出二尖瓣狭窄的瓣口面积。可是当心脏彩超被普及,大家可以通过超声波直接测出瓣口面积以后,对于用听诊器听的学习欲望就降低了,这可能就变成一门慢慢失传的绝学了。

技术的进步会让医生的一些基本技能退化,但也会带来医疗水平更大规模地提高,让更多的医生通过外在的助力,更容易成为好医生。但是临床思路对一个医生的影响,比一种技能更重要。如果没有好的临床思维方式，那么你看到的所有疾病的症状都是分散的，**只有你拥有好的临床思维能力，才可以把你看到的这些证据，像用一根线串项链一样一点点串起来，变成你的诊断。**

故　事
——那年、那地、那些人

  2019年，我再一次来到了都江堰，又一次被喝倒在夜啤长廊。醒来后，我看着这个阔别了十年的城市，那段灾后援建的经历又像放电影一样一幕幕浮现在我眼前。

  2008年5月12日，汶川发生8.0级特大地震，给四川乃至全国都带来了巨大的创伤。都江堰作为离汶川最近的一个县级城市，受灾非常严重。我带了一支医疗队，队里有麻醉师郭医生、袁护士长、急救中心的司机小符。我所援建的都江堰中医院，在那次地震中倒塌了一幢住院大楼，死伤很多。来这里的每一批援建队员，最沉重的活动就是观看当初地震的现场录像。

  其实，地震的影像在电视中已经播放了无数次，但是当你身在板房当中，会有一种身临其境的感觉。虽然是旁观者，不会有那种撕心裂肺的痛，但看着看着，身旁逐渐传来抽泣声，那一瞬间会让自己的心情非常沉重。我好几次跟当地的院长建议，只让外地来的同志看，让当地的同志出去吧。

  可是我得到的回答是"不，我们一定要陪你们看完"。我现在还记得这句话:"虽然每一次看对我们来说就像又一次揭开了伤疤,可是每一次看,重新审视自己的位置,似乎也在向亲友们做出'我一定会好好活着'的承诺。"

如果你要问我感受最深的事,在板房看录像肯定算得上一件。

作为医疗队的领队,我临时兼任当地的业务副院长。我每天参加晨会交班,布置工作,9:30 赶到病区查房带教,每个队员都在尽自己的努力。记得当时我给大家的要求是:尽我们所能帮助他人。

然而,四川人都过着比较悠闲的生活,他们下午喜欢喝个茶,除了值班医生外,很多医生都会轮休。我记得,那时候我狠心用行政命令规定:每周有两个下午要进行业务培训。刚开始大家都不情愿,可是渐渐地,当确实感受到能学习到更多、更好的知识,他们也慢慢地越来越积极。

我的队员中,护士长参与制定了多项的护理制度,培训各种护理技能,麻醉科的郭医生完成了当地的第一例无痛胃肠镜,还有独立的高难度外科麻醉等。

紧张的生活让大家的神经都绷紧了,尤其是经历的一次余震,让大家着实吓得不轻。

记得那天晚上我还没睡,和郭医生坐在床上,各自抱着笔记本电脑。大概凌晨时分,我突然感觉床在不停地上下震动,一开始还没有反应过来,紧接着床开始左右晃动,这时我才反应过来,地震了!

天花板上的吊灯"哗哗哗"地晃动，光线也变得一明一暗，耳边听到旁边窗户玻璃发出"嘎嘎嘎"的响声。我紧紧抱着笔记本电脑，和我的同伴一起望着天花板上的灯，大概过了半分钟，摇晃停了，我们俩互相看了一眼，同时问了一句："还要跑吗？"

这时候我突然就明白了，为什么那么多人在地震中没有跑出来。即便我们已经知道了可能会有余震，也提前学习了在地震时候的避难知识，但是如果平时没有经过训练，在那个档口是懵的！

当时我所对接的那个病区的主任，大家都叫他余二哥。余二哥的家在阿坝州，那边地震比较多，所以余二哥的父母时常训练他们进行地震演练。他的家里最坚固的地方有一个罐子，里面放着水和食物。

余二哥对我说，他妈妈说如果是在二楼，就直接跳出去，如果身处更高的位置，就选一个墙角，类似我们现在说的三角支撑的地方，躲起来。

在那次摧毁了住院部大楼的地震中，余二哥就在那幢倒塌的楼上，他恰巧就在二楼。当发生地震的时候，他毫不犹豫地对着身边人大喊："跟着我一起跳！"但遗憾的是，只有他跳了下去，虽然摔断了前臂，可是他活了下来。那些没有跟着他跳下去的人，被接下来倒塌的楼房死死地压在了下面。

回头想想自己，如果楼真的塌下来，我们绝对逃不了，因为最开始的时候我们还在想要不要跑。那现在要跑吗？跑！我的速度就变得特别快,我一翻身穿好裤子就跑了,而当我跑到门口的时候,回头一看,我们的麻醉医师还在穿秋裤!

不过还好,我们住的这幢楼就是在大地震中幸存的一幢,位于林业大学分校里的一幢三层楼的招待所。当我们来到走廊的时候,发现我们几个市级医疗队的人都在走廊里,大家就像部队集合找人一样,这里是瑞金队,那里是申康队,这里是曙光队。过了一会儿,忽然发现华东队的队长不在,大家纷纷问:"范队长人呢?"

于是我去敲他的门,敲了好久,他才睡眼惺忪地推开门说:"怎么回事?"

我说:"地震了你不知道?"

"地震了?"他一下子跳了起来,"我怎么不知道!赶紧穿衣服出去。"

这时候,大家的手机都响了起来,我们各自所属医院的领导打电话过来问:"你们怎么样?刚才地震你们那有没有问题?要不要再去找一个宾馆?"

我们都在说:"没问题,没问题,我们只是吓了一跳,但是这里很安全,放心吧,我们这个地方应该是最安全的地方,大家赶紧睡吧,明天还有工作。"

等把手机放下,另外一个问题又摆在了我们的面前,到底现在是睡还是不睡呢?大家左看看,右看看,算了!现在谁还睡得着,一合计,去操场走走吧。于是四支医疗队一起,一支队伍浩浩荡荡地走在学校的操场上。操场上已经有很多人了,很多学生也从楼里出来,跟着我们一起,围着操场兜圈。

大家边走边聊天。

"今天这么厉害,肯定有五点几级了。"

"你以前碰到过地震吗?"

"没有。"

"你呢?"

"我也没有。"

"那咱们这次算来对了,以后回去可以跟孩子说,爸爸妈妈以前碰到过地震了。"

"这有啥值得炫耀的?"

"这么大地震,我们啥事都没有,还不值得炫耀?哈哈!"

紧张的工作加上时不时发生的余震,弄得大家都很紧张。还好我们在三个月的工作中,每个人都有一次休假,可以选择回家探亲,也可以选择让家属来探望。我作为队长,决定让大家轮流休假,询问大家的想法,袁护士长的爱人选择来探亲,麻醉科的郭医生选择回家。我们急救中心的小符一直不说话,我问:"你怎么想的?"

他说:"我还没结婚,但有个女朋友。她想来看我,但是又觉得不方便。"

我说:"这有啥不方便的,你现在和其他兄弟们住一间对吧,护士长她是一人间,那边有个空床。"

他说:"我知道,我早就跟袁姐说好了。"

"那你还有什么不放心的?"我问。

"她也是我们急救中心的,我不想让那些兄弟们看到。"他有点不好意思。

"那好吧,我们就周末双休,再请一天假,我带你们一起,去四川的好地方放松一下。还记得当时我说过的几句话吗?**我说'尽我所能帮助他人'。第二句叫'对得起别人,也要对得起自己'**,我们现在就要对得起自己了。"

小符问:"去哪儿?"

我说:"四川最好的地方,九寨黄龙。"

他一下子高兴起来:"哇!太棒了!"

"你们放心,我都会安排好的。"我说。

终于盼到了休假的日子,小符的女朋友白天偷偷地溜到了我们的2楼,跑到了护士长的房间,晚上我们去吃了顿火锅。第二天一早我们就出发去成都,直奔黄龙。

到了黄龙底下,我们选择坐缆车上去。缆车这一路,那对小情侣你侬我侬十分开心,整个缆车里面都是他们的笑声,我们三个被喂了一口又一口的"狗粮"。不一会儿到站了,指示牌写着"海拔3 500米",大家走着走着,这一路欢笑不断的小情侣突然没声音了。只见女孩的脸色有点难看,她捂着胸口,喘着气说:"我好像有点不对,走不动了,可能是高反……"

正好旁边就是一座小木屋,上面写着"吸氧小站"。我们进去以后,女孩把氧气管子往鼻子里一塞,没一会儿,这屋子里又充满了笑声。

我问女孩:"吸够了吗?"

女孩笑着说:"吸够了!我们走吧!"刚走出去没10分钟,女孩又不行了。

护士长袁姐说:"那怎么办?小符,你要么陪女朋友回到那个吸氧小屋,反正你们俩出来就是谈恋爱的,我们继续往上走。"

小符说:"那不行,要不我背着她走吧!"

我说:"别开玩笑了,这儿海拔3 500米,本来90多斤都变成180斤了!"

这时,我突然想到什么,问女孩:"除了喘以外,你还有什么不舒服?"

女孩说:"嘴麻、手麻*……"

我明白了,于是问我们的麻醉医生:"郭大师,我们带的两个面包还在吗?"

"在!还没吃呢!"郭医生把面包拿了出来。

我指着面包说:"这样,你把两包并一包,把空出来的塑料袋给我。"郭医生按我说的,腾出了一个塑料袋递过来。

我对女孩说:"你把它罩在口鼻上,这里面还有我们从山底带来的氧气,你就这样一边罩着一边走。"

---

* 高原反应一般不会发生在到达当地几个小时以后,因为我们体内的血液不会一下子出现缺氧。很多人由于恐惧的心理,往往到了海拔高的地方后会不由自主地呼吸加快,而过快的呼吸会让人体呼出更多的二氧化碳,造成体内酸碱不平衡,医学上称为过度通气、呼吸性碱中毒。这时会感到憋气、胸闷、呼吸困难,并且出现手脚、嘴唇,甚至全身发麻的状况。这不是缺氧,而是缺二氧化碳。

女孩说:"崔队,你骗我呢!我也是医生……"

我说:"你听我的,罩着!"

于是她听话地把塑料袋罩在了口鼻上。过了一会儿我问她:"现在怎么样了?"

她说:"确实好一点了!"

我笑了笑说:"好一点那咱就继续往前走,你也可以说话,但要罩着这个袋子说话。"

这对小情侣走到最前面,我们跟在后面,走着走着,他俩的话越来越多,还不时地嬉笑打闹,系在女孩身上的一件衣服掉到了地上,他们竟然浑然不觉,我走上去捡了起来,替他们拿着。

过了一会儿,我追上他们,对女孩说:"你把袋子还我吧。"

她皱眉:"我还没好呢!"

我说:"你早好了,可以把袋子还我了,你帮我拿一样东西!"

她疑惑:"拿什么东西?"我把衣服递给她,她惊讶地说:"这不是我的衣服吗?什么时候掉的?"

我一脸无奈:"你还知道衣服呀?你们两个已经忘乎所以了!"

女孩一脸羞涩:"你说什么呐崔队!"

我们一口气爬到了黄龙的最高点,大概海拔5 588米,然后又一路从山上走下来,什么事都没发生。

我们呼出的全是二氧化碳吗?其实,我们吸进去的空气,没有利用多少，呼出来的气里面还有大量的氧气。就像我们做人工呼吸的时候，吹进去的如果都是二氧化碳，怎么可能把人救活呢？因此，当我让她把一个塑料袋罩在口鼻上时，呼出去的二氧化碳有一部分又吸到了体内。当人体内氧气和二氧化碳达到平衡的时候就纠正了呼吸性碱中毒引起的危害，恢复了活力，这是一种假的"高原反应"。

第二天，我们顺利地在九寨沟欣赏了天下美景。当时正值美丽的秋冬季，俗话说"九寨归来不看水"，彩林、五彩池、长海、五花海都太美了，我当时带了一台相机，给这对小情侣拍了好多好美的相片。

可惜在坐景点旅游车的时候，我竟然把这个相机落在了车上了，心痛不已。当他们安慰我的时候，我反而愧疚："今天的这份美好和我们在这里援建工作的紧张、危险有很大的反差，我一直觉得人在奉献的同时也要送自己一份礼物，丢了相机我觉得非常遗憾，给你们拍的这些照片没有了，这些照片本来是作为礼物送给你们的。虽然照片没有了，但你们的爱情是美好的。如果未来你们真的步入婚姻殿堂的话，放心，我再送你们一份礼物——我来给你们当司仪！"

女孩开心地说："真的吗崔队？哇！著名的节目主持人给我们当司仪诶！"

一年以后，我兑现了自己的诺言，在婚礼上，我告诉大家："这些都是我们共同战斗过的战友！"

发 展
——明明白白地生死

如果你问我现在最好的 CT 是多少排的,我会告诉你是 512 排乃至更多,那最好的磁共振大概在 7.0T。从 1 排的 CT 到 512 排,从 1.5T 的磁共振到 7.0T,医学的进展有时候总是滞后于自然科学的发展。

很多人会说,你们医生现在看病只会借助仪器。那医生没有仪器检查,到底能不能看病?

我想告诉你,能看病。当然,在不同的时候,我们用不同的方法。古人可能用搭脉、看舌苔的方法来诊断,可是古人并没有说过搭脉、看舌苔就是最好的方法,也希望有更好的检查方式。

其实不论在哪个时代,医生总是用现有的最好方法来给人看病,但不见得没有检查就看不了病。

我刚刚毕业的那一年在曙光医院内科八病区监护室工作。当时我的上级医生是蒋梅先医生,也是我的老师。

我记得有一天急诊送来一位病人,看上去好像没什么病,急诊的病史上写着:胸痛两小时。到急诊检查了心电图、心肌酶谱等均是阴性，后来疼痛自行缓解，为求进一步的诊治而收入监护室。当时能看得出来的有价值的检查是胸片上看上去左心室有点饱满，心电图显示左心室高电压，可是病人进了病房以后复查了一个心电图，左心室高电压也没有了，说明病人可能当时的血压很高。

这样方向不明的病人，蒋老师决定再亲自询问一遍病史。病人说他自己开了一个厂，快到年底了，他去他的生意伙伴那里要账，没要到，就发生了口角。当时发了很大的火，突然感到一阵胸痛，一直痛到背上。他当时这样描述疼痛："沿着我脊柱的左侧一路往下，像撕裂一样的疼痛，最激烈的时候，突然一下子好像什么东西破了一样，我的疼痛就缓解了很多。"

当时蒋老师看了我一眼，对我说："我觉得像主动脉夹层。"

"什么？"那时我还没听过这个名字，不由得问了一句。

"主动脉夹层，又叫主动脉夹层动脉瘤。"蒋老师解释了一句。

"哦……"我还是没有听懂。20世纪90年代初，我对于主动脉夹层远远没有现在知道的那么多。

蒋老师又追问了他的既往病史，有高血压，发病那天病人的血压确实很高，超过180/120毫米汞柱，在急诊经过处理，收缩压大概在150毫米汞柱。

蒋老师非常肯定地说："我觉得他就是主动脉夹层。"

可是我们怎么确定呢？如果你是学医的，恰巧也在急诊待过，你肯定说这有什么好犹豫的，去做个增强CT看一看血管里有没有因为主动脉夹层分离而出现的真腔、假腔，马上就能确诊。

但是那时候我们医院虽然有一台以色列产的两排的CT，但高压注射器还是很稀罕的物品，如果要做增强CT的话，需要手工往静脉里注射碘造影剂，然后再做CT的扫描。而如果要做大动脉的显影，几秒钟之内造影剂就会被排空，手动注射造影剂根本不行，所以那时候是没有增强CT的。

当我们拿着他的CT报告仔细地研读，发现似乎有一些层面可以看到有一个翘起的内膜，但是还是不明确。我们想到，如果是主动脉弓有撕裂的话，可以通过超声诊断。

你可能又会说了：那就做个经食道超声嘛，食道超声可以贴着左心房，是不是也可以看到主动脉里面的层次？但经食道超声作为一项有创检查，并没有被大量普及。

没有经食道超声，我们就开始想办法"凹造型"。因为病人那时候已经不怎么难受了，情况挺好，我们就让他做了一个类似"角弓反张"的动作：在背部底下垫上垫子，脑袋后仰，下巴和胸尽量分开。我们将彩超的探头从他的锁骨上凹往下打，但是很遗憾，并没有看到特别明显的主动脉弓分层的征象，那怎么办？

我说："蒋老师，他会不会不是这个病啊？CT看不出来，B超也看不出来。"

蒋老师说："我觉得他就是这个病，你看他有高血压史，他的疼痛是背部沿着脊柱往下撕裂的感觉，然后痛到一定程度，突然间有减轻,说明他有两个破口,上口进去,下口破出来,那这样的话假腔的压力就没那么大,没有继续往下撕,而且在发作的时候血压也非常高,并且出现左心室高电压。当他缓解以后,血压降下来了,左心室高电压也消失,一切都是合乎逻辑的。"

"那接下来怎么办?"我问。

"我们去医务处联络一下,看看我们就近的医院有没有磁共振。"蒋老师做了决定。

磁共振,就是现在已经发展到7.0T的那个玩意儿。要知道,那时的上海都没有几台仪器,附近只有长征医院有。

"我们请一个会诊,如果通过了,我们就叫个救护车,你带他去做。"蒋老师说。

由于蒋老师的坚持,我护送这个病人到了长征医院,说明来意后,病人就躺在了那个圆圆的窟窿中,伴随着噪音"嘎嘎嘎嘎,隆隆隆隆",病人的检查开始了。

当时的磁共振是比较早期的,关键是计算机的成像很慢。扫描结束以后要等一会儿图像才能出来,等待的时候连空气都是凝固的。

图像从头颈部开始往下出现了,主动脉上面的三根血管,再往下的主动脉弓,图像一层一层出现。突然我和那位放射科医生一起大喊:"看到了!看到了!看到了!我看到了!"

从图像上可以看到被撕裂的主动脉形成了一个真腔和一个假腔,形状看上去像一个月亮。这么明显的特征,只有在教科书上才看得到。而这样的内容被我们两个人看到了，我们都很激动，同时高声地呼喊起来。图像一路往下，终于在腹主动脉的地方，我们看到了另外一个破口，假腔里的血液就从这里流了回来。非常幸运的是，沿途的主动脉分支没有一个被累及，所以他没有出现肾脏的缺血等。当时我想，他真是幸运啊！

当我带着病人又坐着救护车回到自己医院的时候，病房里的医生都看着我，等待我带来的消息。我很肯定地对着蒋老师点了下头，说："蒋老师是对的，我看到了，他就是一个典型的主动脉夹层。"

我不由得又问了一句："我还是不明白，蒋老师为什么那样执着，说他就是主动脉夹层呢？"

蒋老师说："我也没有见过这个病，但是我看过相关的书，他的主诉就跟书上描述的一模一样，你说我怎么能够放弃对他的追查呢？"

当时我对蒋老师的敬佩简直无以复加，也奠定了我要做一个像蒋老师一样优秀的医生的想法。俗话说，取法乎上得乎其中。因此，跟师一定要跟随一位名师，好的老师的眼界、学识、思维乃至直觉都会给你指明方向，让你茅塞顿开。

现在对于主动脉夹层，我们可以选择的治疗方式很多，带膜的支架覆盖，或者人工血管的替换。但那个时候只有手术治疗，而且作为B型的主动脉夹层，手术治疗的死亡率和截瘫率也很高，所以他最后选择了保守治疗，控制血压，稳定病情。

这件事一晃过了十来年，有一天蒋老师跟我说："你还记得你刚毕业的时候碰到那个主动脉夹层吗？"

我说："记得，印象太深刻了。"

"他最近去世了。"蒋老师说。

"都十几年过去了啊，他是怎么去世的？"我问。

"他出门的时候隔壁正在装修，他不小心把人家放在地上的涂料桶踢翻了，于是又跟人产生了口角，回到家以后又突然一阵胸痛，被送到医院。他的主动脉夹层复发了，这次很不幸，不是往下撕，而是往主动脉根部撕，直接累及了瓣膜，还没有来得及手术就去世了。"

这次的诊断就非常快。第一，他以前有这样的病史；第二，十几年以后的影像技术突飞猛进，做一个增强CT什么都清楚了。

我觉得，作为一名好的医生，在没有其他的辅助条件下，也应该有正确的判断和思维能力。如果手边有能够证实他想法的检查手段当然最好，没有的话，也可以朝着这个大方向进行诊断性的治疗。然而，我们更希望手里有更多、更好的手段，可以去更快地发现病痛的问题所在，可以更快地做出诊断。

经常有人开玩笑说，现在医学就是让人明明白白地死，但是**医生还是希望所有人都能够明明白白地生，哪怕现在是明明白白地死，但总有一天可以明明白白地生，而不是糊里糊涂地活**。

母 亲
——给她安心的晚年

我妈妈是老胃病患者,她有胃下垂,经常感觉胃不舒服,而且她的肿瘤指标 CA199 总是增高,经常到正常上限的两倍以上。肿瘤指标 CA199 对应的就是消化道肿瘤,包括胰腺癌、胃癌、肠癌等。这让她非常担忧,一直觉得自己会得癌症。

几年下来,她反复做过胃镜、肠镜、CT,都没有发现任何问题,但是这样不能解除她的担忧。

2013 年的时候,我对她说:"我们做个 PET CT(正电子发射计算机断层显像)吧,PET CT 再加上胃镜、肠镜全部看一遍,如果没事,肯定就没问题。"因为 PET CT 可以检查出除胃肠肿瘤以外的实体肿瘤,肿瘤直径超过 0.5 厘米就能看出来。

结果,做完 PET CT 没多久,我妈妈还在换衣服的时候,医生把我叫进去说:"发现一个直径 1 厘米的结节,在右下肺。"一听到这个结果,我的心跳就乱了。

作为一名医生,我其实看到过很多肿瘤病人的 CT、磁共振报告,都是很冷静地跟病人家属交谈。可是当自己的妈妈出现类似的问题,我就非常非常担心。

我控制住自己的情绪，出去跟我妈妈说："我们等结具吧。"然后找借口避开她，马上打电话给我妹妹，告诉她这个不好的消息，"这个肺结节看上去就不太好……"我们商量等我妈妈回到自己家以后，我们再跟她好好说这个消息。

直径1厘米的肺结节算是很早期的发现，这个意料之外的发现可以让我妈妈接受通过手术来根治这个可能潜在的癌症。

我妈妈倒是很坦然地接受了这个消息，她觉得查出来总比查不出来好。

我马上联系了医生，让她住进医院，并且很快地进行手术。手术完成以后，病理报告显示是微浸润性腺癌，我查资料了解到这种腺癌五年的生存率大于90%。

"没事啦，我们这次算是捡了个漏，早期发现的癌症。"我对我妈妈说。

她很高兴："那真是太好了。"

我接着说："让我们家其他三位老人也去做PET CT检查一下吧。"

结果又有一位老人检查出肺癌，是一个直径2厘米的结节，开完刀以后也没事了。老天真是眷顾我，通过检查筛选出两个肺癌病人，而且都是早期，我们才有机会处理掉这个潜在的"隐患"。

通过我妈妈生病的事，我有几点感悟。

第一，要时刻地关注父母的健康，定期带父母做检查。父母年纪大了，而引起肿瘤的第一大原因就是年老。老了以后无论是基因突变也好,各种情况的变化也好,都可能会产生肿瘤因子。因此,给父母安排定期体检很重要。

第二,得了肺结节的人千万不要过度紧张,这类肿瘤很少转移,而且发展得相当缓慢,只要早期发现、早期治疗,一般都可以治愈。

手术一年后,我们去复查,我同样给我妈妈安排做了一个PET CT。结果发现左上肺又有一个结节,现在看上去很小,但是似乎不太好,右下肺也有一个,小得可以忽略不计,医生建议我密切观察。

刚刚缓和下来的情绪又紧绷起来。我知道了我妈妈身体里还有两个结节,这种心情和很多人第一次发现肺里面有结节是一模一样的。虽然这个结节不大,但什么时候长大?不知道。它会不会恶变?不知道。会不会消失?不知道。

当人不确定的时候,就会没有安全感。

接下来,每半年我就带我妈妈做一次CT,她以为是常规的复查,我每次都关注结节有没有长大。

两年过去了,结节没怎么长大,我也没有松口气。查阅了不少文献,我知道三年没有长大的肺结节才可能是惰性的,可能不会再长大了。那我妈妈的结节第三年会不会长大呢?

结果,结节真的长大了。两年以后,左肺的结节逐渐长大,到了第三年的时候又长大了,只能再次进行手术。手术的病理结果是原位癌,不需要化疗。我告诉她:"妈妈,又有一个结节被我们发现了,还是早期,这次它在左边,所以我们以前开刀过的地方就不用再开啦,而且不是转移,你放心。"

手术以后又是一整年的调整、休养,但我心里还是担心,还有一个结节呢。

等待半年一次的复查,一年、两年,到第三年,第三个结节又长大了。这个肺结节非常难以处理,两侧肺部都进行过手术,整个胸腔都有粘连,第三刀可能创伤比较大,出血的风险也比较大。但是不开刀,难道任由它长大吗?

我们看着这个肺结节从小到大,从淡淡的毛玻璃样*到当中有点实心毛玻璃,变得不那么透明,甚至看到有一根血管穿过了肿瘤,这些都提示它是要恶变的。

这时候,我找了一个肺科的权威医生咨询:"我妈妈这种情况还能不能开刀?"

---

* 肺部磨玻璃小结节好发于女性,而且是不抽烟的女性,它是腺癌,和鳞癌有很大的区别。当然烟草也是高危因素。但是这种好发于女性的腺癌,其预后和鳞癌是不一样的,相对早期发现可以早期治疗。腺癌可能和基因突变有关系,当然基因突变是不是因为环境因素、油烟等都还没有定论。

哪些小结节值得我们注意?首先是看大小,越小的越没关系,结节直径 8 毫米的应引起注意。结节直径 < 5 毫米叫微结节,基本不用担心;结节直径 > 8 毫米叫小结节,要密切随访;结节直径 > 10 毫米可能需要手术或者其他的治疗;结节直径 < 20 毫米都是一级肺癌,不用太担心,有很长的时间可以治疗。

如果有磨玻璃结节逐渐开始浓集起来,变得越来越不"透明";或者结节的形态不规则,周围有毛刺;或者逐渐长大;或者有胸膜牵拉;或者做增强 CT 的时候,可以看到有一根血管穿过或在附近经过。以上这些情况,就有恶性的可能。

"开刀肯定是可以的,但是你妈妈已经 70 多岁了,可能创伤比较大,风险比较大。"医生说。

我问:"那还有其他方法吗?"

医生说:"现在还有一种方法叫 SBRT,用立体定向放疗来治疗肺癌,你可以去试一下。"

我马上查了文献,查到了几篇文章,上面都写立体定向放疗似乎有可能替代手术。对于那些不愿意手术或者不能手术的病人,现在这种精准放疗方式的效果不亚于手术,当然不可能超过手术。

我们知道,放疗、化疗一般用于不能手术的病人。如果能手术的话,我们当然希望能够开得干干净净。可是如果碰到多发性结节,出来一个结节就开刀一次,结节全开完了,肺也没了,人也就没了。

我跟我妈妈还有其他家里人一商量,大家还是接受用放疗的方式来代替手术。我找到了肿瘤医院的放疗科医生,先用 CT 计算机定位,再做遮挡的模具,七七八八完成以后,我陪她正式放疗,结果进去十几分钟,她就像个没事人一样出来了。

我问:"妈妈,有什么感觉吗?"

她挺放松地回答我:"没感觉,就躺在床上,然后一会儿就好啦。"

我稍微放心了一点:"挺好的,你还要再来做三次放疗。"

每天放疗一次,连续去了四天以后就回家了,我妈妈一点不良反应都没有。一个月之后，我赶紧让她去做CT看一下效果，结果发现，肿瘤的地方已经开始实变。也就是说，放疗已经有了效果，肿瘤细胞已经开始死亡，这里逐渐会变成一个疤。

过了三个月又复查，效果满意。

如果肺部查出了有磨玻璃结节，不要太紧张，这个疾病是进展很慢的，治疗过程中可能会有更好的治疗方法。就像当我妈妈开第一刀的时候，我根本不知道立体放疗可以治疗这些肺癌，而且有不亚于手术的效果。

全世界用放疗处理的都是一些无法开刀的、转移的病人。近年来，对小结节研究更加透彻的情况下，我们才会用这种放疗的方式，针对这些似乎危害不大的小癌种。结果发现，我们以前拿着大炮去轰冰山，现在拿着大炮去轰一个小土堆会更容易。